大型药学知识普及丛书

药,你用对了吗

——糖尿病用药

总主编　许杜娟

主　编　朱冬春　夏　莉

科学出版社

北　京

内 容 简 介

为了让读者能够全面了解糖尿病，本书首先从糖尿病的概述、分类、发病原因、临床表现、并发症、治疗选择、预后等方面简单介绍了疾病的基本情况；重点从用药的角度介绍了常用降糖药物、联合用药注意事项、药物与饮食等，并从血压、血脂控制等方面介绍糖尿病患者的心脑血管疾病防治，以及糖尿病肾病、糖尿病神经病变等慢性并发症的防治，提醒患者在感染等特殊情况下需要注意的一些问题。对儿童、老年等特殊人群用药进行了具体指导，并通过典型案例，分析患者的常见误区。本书最后总结归纳了最常困惑糖尿病患者的用药问题，以帮助读者解答疑惑。

本书是一本帮助糖尿病患者合理用药的医学科普读物，可供关心糖尿病治疗的人群阅读或参考。

图书在版编目（CIP）数据

药，你用对了吗. 糖尿病用药 / 朱冬春，夏莉主编.—北京：科学出版社，2019.1

（大型药学知识普及丛书 / 许杜娟总主编）

ISBN 978-7-03-059043-5

Ⅰ.①药… Ⅱ.①朱…②夏… Ⅲ.①糖尿病－用药法

Ⅳ.①R452

中国版本图书馆CIP数据核字（2018）第228775号

责任编辑：闵　捷　周　倩／责任校对：严　娜
责任印制：黄晓鸣／封面设计：殷　靓

科 学 出 版 社 出版

北京东黄城根北街16号
邮政编码：100717
http://www.sciencep.com

广东虎彩云印刷有限公司印刷
科学出版社发行　各地新华书店经销

*

2019年1月第 一 版　开本：A5（890×1240）
2024年8月第九次印刷　印张：3 7/8
字数：88 000

定价：30.00元

（如有印装质量问题，我社负责调换）

大型药学知识普及丛书
总编辑委员会

总主编

许杜娟

副总主编

夏　泉　　沈爱宗

成　员

（按姓氏笔画排序）

石庆平　　朱冬春　　许杜娟　　孙旭群　　严安定

李　浩　　汪永忠　　汪燕燕　　汪魏平　　沈爱宗

居　靖　　秦　侃　　夏　泉　　黄赵刚　　葛朝亮

写给读者的话

亲爱的读者：

您好！感谢您从浩瀚的图书中选择了"大型药学知识普及丛书"。

每个人可能都有用药的经历，用药时可能会有疑惑，这药是否能治好我的病？不良反应严重吗？饭前吃还是饭后吃？用药后应该注意些什么？当然您可以问医生，但医生太忙，不一定有时间及时帮您解答；您也可以看说明书，可说明书专业术语多，太晦涩，不太好懂。怎么办？于是我们组织多家三甲医院的临床药师及医生共同编写了本丛书，与您谈谈用药的问题。

药品是指用于预防、治疗、诊断人的疾病，有目的地调节人的生理功能并规定有适应证或者功能主治、用法和用量的物质。但药品具有两重性，其作用是一分为二的，用药之后既可产生防治疾病的有益作用，亦会产生与防治疾病无关甚至对机体有毒性的作用，即通常所说的"是药三分毒"。因此，如何合理地使用药品，从而发挥良好的治疗作用，避免潜在的毒副反应，是所有服用药品的患者所关心的问题，也是撰写本丛书的出发点。

本丛书选择了临床上需要通过长期药物治疗的常见病、多发病,首先对疾病的症状、病因、发病机制作简要的概述,让您对疾病有基本的了解;其次介绍了治疗该疾病的常用药物,各种药物的药理作用、临床应用、不良反应;最后我们根据多年临床经验及患者用药问题的调研对患者用药过程中存在的疑惑,以问答的形式解惑答疑。此外,文中还列举了临床上发生的典型案例,说明正确使用药品的重要性。

本丛书涵盖的疾病用药知识全面系统,且通俗易懂。广大患者可以从本丛书中找到自己用药疑问的答案。本丛书对于药师来说,也是一本很有价值的参考书。

许杜娟

2018年6月6日

如何阅读本书

本书从用药的角度，协助糖尿病患者正确认识药物治疗，解答患者用药过程中可能遇到的一些困惑，同时也介绍了一些疾病相关的常识，避免大家走入不必要的误区。本书的编写尽可能翔实具体，通俗易懂，想患者之所想，但每位患者的病史长短不一，病情轻重不一，治疗方案的复杂程度各不相同，而读者已有的用药知识、对合理用药的需求程度也不尽相同，所以本书先系统地阐述糖尿病相关降糖药物的特点，再以具体的常见案例形式分析用药误区，最后对临床实践中患者经常困惑的用药相关问题进行整理，希望能兼顾不同读者的需求，各位读者可根据自己的用药实际，视时间与兴趣对相关内容进行选择性阅读。

疾病的治疗是一个高度专业、复杂、精细的过程，治疗方案的制订需要综合考虑多种因素，且糖尿病患者个体差异较大，所用药品不尽相同，随着时间推移，糖尿病病情变化或药物疗效降低，治疗方案需要随之调整，可能还需要对糖尿病并发症进行药物治疗，并发症用药更是复杂多样。我们介绍用药并非鼓励或支持患者自行制订用药方案或调整用药，而是让患者做到心中有数，最大可能地理解疾病，便于更好地按医嘱执行用药方案，尽可能地使药物充分发挥疗效，避免或减轻药物不良反应；如果出现紧急病情而医生不在身边时,能展开正确的现场处置。但是,在生活中遇到突发情况或自己不熟悉的新情况时,第一时间想到的应是及时至正规医疗机构就诊。

　　广大糖尿病患者应有明确的信念:糖尿病目前虽不能根治,但可以被良好地控制。随着医学的发展,疾病的认识和治疗水平不断提高,科学的治疗完全可以让各位糖尿病患者充分享受快乐生活。

　　本书编写力求科学、科普,融合最新的治疗共识,但因时间仓促及编者水平有限,难免有所疏漏,欢迎各位读者批评、指正。

朱冬春

目　录

第一部分　疾病概述：认识糖尿病

🍀 概述

　　糖尿病是一组以血糖水平升高为特征的代谢性疾病群，由胰岛素分泌缺陷和（或）作用缺陷引起，除糖代谢异常以外，尚存在蛋白质、脂肪等代谢紊乱，久而久之可引起多脏器损害，如眼、肾、神经、心脏、血管等组织器官的慢性进行性病变、功能减退甚至衰竭，病情严重时还可导致急性严重代谢紊乱，如糖尿病酮症酸中毒、高血糖高渗状态、乳酸性酸中毒等。

　　糖尿病是一种常见病、多发病，目前在世界范围内的患病率、发病率和患者数量均急剧上升，是严重威胁人类健康的重大疾病之一。根据2015年国际糖尿病联盟（IDF）的统计，世界范围内共有4.15亿成年人患有糖尿病，即每11人中便有1人患有糖尿病。IDF估计，仅2015年就有500万人死于糖尿病并发症，这意味着每6秒就有1人因糖尿病死亡，死亡人数超过疟疾、肺结核和艾滋病死亡人数的总和。如果不采取行动，预计到2040年将有6.42亿人患有糖尿病，相比现在的数据增加超过50%。中国2015年糖尿病的患病人数达1.1亿，居全球首位，同时我国还面临着居民糖尿病知晓率、治疗率、控制率低,引发的多种并发症致残、致死率高等问题,已被确诊的患者如果没有进行良好的治疗和管理,糖尿病并发症将会给个人、家庭乃至国家带来沉重的负担。但糖尿病可防可控,规范治疗可以减少和延缓并发症的发生,降低疾病负担,提高生命质量。

分类

临床上根据病因将糖尿病分为四大类,即1型糖尿病(T1DM)、2型糖尿病(T2DM)、妊娠糖尿病和特殊类型糖尿病,以前两者多见。

1. **1型糖尿病**　胰岛B细胞(胰岛β细胞)破坏导致胰岛素绝对缺乏,可发生在任何年龄,但多出现于青少年,起病急,多尿、多食、多饮、体重减轻明显,血糖波动大,易发生酮症酸中毒,需要胰岛素治疗。

2. **2型糖尿病**　初期以胰岛素抵抗为主,伴胰岛素进行性分泌不足,随着病程进展,逐渐变化为胰岛素分泌不足为主伴胰岛素抵抗。2型糖尿病可以发生在任何年龄,但多于40岁以后发病,大多数患者体型偏胖,临床症状相对较轻,半数以上患者无任何临床症状,少数出现糖尿病酮症酸中毒。糖尿病患者中以2型糖尿病最多见,占90%以上。

3. **妊娠糖尿病**　指妊娠期间发生的不同程度的糖代谢异常,但血糖未达到显性糖尿病的水平,占妊娠糖尿病的80% ~ 90%。而妊娠期被发现达到非妊娠人群糖尿病诊断标准的称为妊娠糖尿病,妊娠前已诊断为糖尿病的患者则称为糖尿病合并妊娠。

4. **特殊类型糖尿病**　是指在不同水平上,病因相对明确的一些高血糖状态，因环境因素或者遗传因素或两者间的相互作用所致的糖尿病，如胰腺外分泌疾病（胰腺炎等）、内分泌疾病（肢端肥大症、皮质醇增多症、嗜铬细胞瘤等）、药物或化学品、胰岛素或受体异常等。

发病原因

糖尿病发病机制复杂且众多，可能与遗传、自身免疫、环境、肥胖等因素有关，但确切的原因至今尚未研究清楚。胰岛 β 细胞合成和分泌的胰岛素，经血液循环到达体内各组织器官的靶细胞，与受体特异性结合，并引发细胞内物质代谢效应，该过程中任何一个环节发生异常均可能导致糖尿病。

临床表现

糖尿病典型症状为多尿、多饮、多食、体重减轻，又称为"三多一少"，部分患者可无典型临床症状，或以其中一种症状为主，或表现出一些不典型症状。患者常见的表现为：

1. 排尿量及次数增多　　每日排尿甚至多达20余次，血糖过高，形成渗透性利尿，血糖越高尿量越多。

2. 喝水很多但还是口干　　多尿导致水分过多丢失，组织细胞缺水，刺激口渴中枢。排尿越多，饮水自然越多，从而导致恶性循环。

3. 刚吃完饭就感觉饿　　慢性空腹感是糖尿病最典型的症状之一。尿中丢糖过多，机体处于半饥饿状态，加上细胞能量利用障碍，引起食欲亢进，食量增加。

4. 明明吃很多，体重却在下降　　体重在不知不觉中下降，这其实是一种危险信号，没有刻意去减肥而体重却一直在下降，需要警惕是否患有糖尿病。由于不能充分利用葡萄糖,机体通过加速分解脂肪和蛋白质获取能量,从而导致体重下降甚至消瘦。但多数患者体重只是比最重的时期下降一点。

5. 慢性疲劳感、身体乏力　　约2/3的糖尿病患者感觉乏力,不想活动,不运动又会使血糖进一步升高,从而更加乏力,造成恶性循环。胰岛素就像身体的能量供应开关,如果作用不足,则限制了体内的能量供应,身体容易疲劳。

6. 其他　　由于代谢紊乱,患者精神不振、阳痿或性欲减退、月经失调。患者可出现神经系统并发症,如肢体麻木、针刺感、烧灼样疼痛、瘙痒、皮肤蚁走感等感觉异常,也可表现为便秘、腹泻、心悸、出汗、直立性低血压等,女性可有外阴瘙痒。病程长者可有视力损害,部分患者免疫力下降,易并发感染。中老年患者常有骨质疏松,表现为腰腿痛。

糖尿病的症状"五花八门",因人而异。一些患者无典型临床症状或症状较轻,但不能说明没有糖尿病,也不完全代表糖尿病的严重程度。一些患者直至出现急性并发症如酮症酸中毒、高血糖高渗状态或严重的慢性并发症,如视网膜病变导致失明、足部感染溃疡难以愈合形成糖尿病足、糖尿病肾病导致肾衰竭、糖尿病大血管病变导致心脑血管意外等,才被发现患有糖尿病。

并发症

血糖偏高,很多人并没有明显感觉,导致糖尿病患者生活质量下降甚至威胁生命的是糖尿病相关并发症。糖尿病并发症可达几十种,对糖尿病患者的死因统计发现,95%以上糖尿病患者最终死亡是由于糖尿病所引起的各种并发症,因此并发症防治意义重大。糖尿病并发症主要分为急性并发症和慢性并发症。

1.急性并发症 包括糖尿病酮症酸中毒、高血糖高渗状态、乳酸性酸中毒。这些并发症大都和血糖波动、不恰当用药、自行停药、感染、饮食不规律、急性应激状态等分不开，起病快，需要及时到医院治疗，严重者可导致死亡。主要特点包括：

（1）糖尿病酮症酸中毒：是较为常见的急性并发症。当胰岛素缺乏到一定程度，人体内的脂肪分解就会加速，脂肪分解导致酮体增加。酮体是一种酸性物质，超过一定浓度就会破坏人体正常的酸碱平衡环境。临床上主要表现为血糖升高、血或尿酮体增高、代谢性酸中毒等。常见的诱因有感染、胰岛素不恰当减量或中断治疗、饮食不当、胃肠疾病、脑卒中、心肌梗死、创伤、手术、妊娠、分娩、精神刺激等。患者原有的多尿、口渴、多饮症状加剧，血糖波动或升高明显甚至超过16.7毫摩尔/升，可有恶心、呕吐、头疼、腹痛等或脱水症状。呼吸大且深，呼出的气体中可闻到烂苹果的味道（酮体的气味），严重者可出现血压下降甚至昏迷，危及生命。一旦高度怀疑为酮症酸中毒，须立即到医院就诊。

（2）高血糖高渗状态：表现为严重高血糖，一般高于33.3毫摩尔/升，但没有明显的酮症酸中毒；血浆渗透压显著升高，尿糖呈强阳性；一开始常表现为口渴、多尿、乏力、反应迟钝、表情淡漠，随着病情的进展会出现严重脱水和意识障碍，如幻觉、失语、意识模糊、嗜睡、昏迷等症状。多见于老年2型糖尿病患者，患者在发病前大多没有意识到患有糖尿病或只有轻度高血糖病史，本病的常见诱因为急性感染、脑血管意外、肾脏疾病、饮水不足、大量饮用甜饮料或者药物（如糖皮质激素、利尿剂、免疫抑制剂等）的不适当应用。高血糖高渗状态出现较缓慢且不易察觉，等出现意识障碍时才送到医院可能已迟，因此其病死率较高。

（3）乳酸性酸中毒：是各种原因引起血乳酸水平升高而导致

血液酸碱度（pH）降低。轻症患者可有恶心、腹痛、食欲下降、头昏、嗜睡等症状。病情较重或严重患者可有恶心、呕吐、头痛、头昏、低血压、心率快、脱水、呼吸深大、意识障碍、昏迷等症状。化验检查可发现，血乳酸水平升高，明显酸中毒，但血酮体、尿酮体不升高。糖尿病乳酸性酸中毒临床发病率低但病死率高，大多发生于伴有肝肾功能不全或慢性心功能不全等缺氧性疾病，或者有感染、饮酒、应用苯乙双胍药物等患者。

2. 慢性并发症　　糖尿病患者血糖长期控制不佳，病情进展，将出现多种慢性并发症，且一旦发生，多不可逆转，是患者致残、致死的主要原因。慢性并发症主要包括：

（1）糖尿病心脑血管疾病：糖尿病是心脑血管疾病的独立危险因素。与非糖尿病患者相比，糖尿病患者发生心脑血管疾病的风险增加2～4倍。空腹血糖和餐后血糖升高，即使未达到糖尿病诊断标准，心脑血管疾病发生风险也显著增加。糖尿病患者常伴有高血压、血脂紊乱等心脑血管病变的重要危险因素。因此，糖尿病患者至少应每年评估1次心血管病变的风险因素，评估的内容包括心血管病现病史及既往史、年龄、有无心血管风险因素（吸烟、高血压、血脂紊乱、肥胖特别是腹型肥胖、早发心血管疾病的家族史）、肾脏损害（尿白蛋白排泄率增高等）、心房颤动（可导致卒中）。

（2）糖尿病神经病变：包括自主神经病变、中枢神经病变、运动神经病变及周围神经病变。其中，周围神经病变是糖尿病最常见的神经并发症，让患者痛苦不堪，表现为：①四肢麻木，如感觉有蚂蚁在腿上爬，或者如同穿上了袜子一般，通常是下肢较上肢重，两下肢类似。②感觉异常，患者会自觉有针刺感、烧灼感、刀割样疼痛、踩棉花感、触电感等。往往越是夜深人静的时候，痛感越强烈。③感觉过敏，有的患者会非常容易感到疼痛，手碰到东西就会感觉疼痛剧烈，难以忍受。④感觉减退，有的患者表现为感觉消失，针刺、碰伤都没感觉，常因没有及时发现，而造成外伤感染、溃烂，严重者需要截肢。

糖尿病自主神经病变是交感神经和迷走神经受损导致的，可影响多个系统。①心血管系统：患者可表现为休息时心跳加快而运动时心率不加快、直立性低血压等，而最为严重的为无痛性心肌梗死，即使心肌缺血很严重也没有心绞痛发生，可导致患者错过治疗时机而死亡。②消化系统：糖尿病可导致胃轻瘫、胃扩张及胃蠕动减弱，从而引起上腹不适、食欲减退、饭后腹胀、恶心呕吐等以及便秘、慢性腹泻、食管蠕动减弱或消失导致的吞咽困难。③泌尿系统：可出现神经源性膀胱，表现为小便胀痛、尿急、尿痛、尿频、排尿无力，长期排尿不尽可导致泌尿系感染，加重肾功能损害。④生殖系统：男性可表现为阳痿、性欲减退、不育，女性患者可表现为性快感降低、月经紊乱等。

（3）糖尿病足：糖尿病足的发生和神经病变及血管病变都有关系。神经病变导致患足感觉减退或失去感觉，发生足部破溃而未及时发现，同时又由于血管病变导致肢端供血不足或缺血使组织失去活力进而溃疡难以愈合，同时易合并感染，严重者需要截肢治疗。糖尿病足是糖尿病最严重和治疗费用最高的慢性并发症之一，糖尿病患者下肢截肢的相对危险性是非糖尿病患者的40倍，预防和有效治疗足部溃疡可以明显降低截肢率。

（4）糖尿病肾病：是导致肾衰竭的常见病因，也是糖尿病患者致死的主要原因之一，在早期可无明显症状，容易被忽视。检查可能会发现尿微量白蛋白。逐渐进展为大量蛋白尿和血清肌酐水平上升，可能会有腿发软、凹陷性水肿（一压一个坑）、小便中泡沫多、腰酸、血压升高，糖尿病肾病一旦进入3期，便基本没有逆转的可能。若继续发展为肾衰竭,则需行透析治疗。定期检查尿微量白蛋白是发现早期肾病的重要手段。

(5)糖尿病视网膜病变:视网膜是微血管极其丰富的器官,长期血糖升高会伤害到视网膜的微血管,使它们发生水肿和渗出。视网膜病变严重时,会形成新生血管,新生血管易出血甚至发生视网膜剥离,最终导致失明。患者早期无明显不适,可有视力下降、视物变形(如大小或者颜色的改变)、眼前有黑影,后期因大量出血可失明。糖尿病视网膜病变是我国50岁以上患者重要的致盲病因,须引起高度重视。

(6)糖尿病性下肢血管病变:糖尿病可导致包括主动脉、冠状动脉、脑基底动脉、肾动脉及周围动脉等大血管的粥样硬化,血管管腔狭窄造成器官组织缺血。其中,下肢动脉的狭窄或闭塞称为糖尿病性下肢血管病变,是外周动脉疾病的一个重要组成部分,易导致患者发生间歇性跛行、缺血性静息痛甚至下肢缺血性溃疡或坏疽,严重者可能需要截肢。临床一般通过踝肱指数(ABI)来评估其严重程度。糖尿病性下肢血管病变还常与冠状动脉疾病和脑血管疾病等动脉血栓性疾病同时存在,故对其有提示价值,因此这些患者的心血管事件风险明显增加,病死率更高。

治疗选择

糖尿病虽然是威胁人类生命的重大杀手之一,但其是可防治的。糖尿病的防治应构筑三道"防线",医学上称为三级预防:

一级预防是指树立正确的饮食观和采取合理的生活方式从而最大限度地减少糖尿病的发生。糖尿病是一种非传染性疾病,虽有一定的遗传因素在起作用,但起关键作用的是后天性的生活因素和环境因素。注意饮食热量适当,多进食低糖、低盐、低脂、多纤维、维生素丰富的食物。需要定期监测和控制体重，同时适量运动，杜绝不良嗜好。

二级预防是定期监测血糖以尽早发现糖尿病并进行积极治疗。应该将血糖测定列入常规的体检项目，血糖正常者仍要定期监测。身体如有皮肤感觉异常、性功能减退、视力不佳等，应予以重视，以尽早明确诊断。同时，要运用饮食、运动及药物等多种手段，长期将血糖控制在目标范围。

三级预防目的是延缓糖尿病慢性并发症的发生和发展，从而降低伤残率和死亡率。对慢性并发症加强监测，做到早预防、早发现、早治疗。并发症早期在一定程度上是可以治疗甚至可被消除的，发展到中、晚期疗效大多不佳。有效的防治能使患者的生活长期接近正常。

糖尿病患者需要进行综合治疗，治疗措施俗称"五架马车"：

（1）糖尿病宣传教育：包括对患者和家属的教育。了解糖尿病的有关知识，认识到糖尿病是终身疾病，需持之以恒的治疗，了解治疗药物的使用与注意事项，学会自我疗养与检测，并保持乐观积极的心态，要生活规律、戒烟和烈性酒、讲究个人卫生，预防感染。

（2）糖尿病医学营养治疗：俗称饮食治疗，是糖尿病治疗的一项最重要的基本措施，无论病情轻重，无论使用何种药物治疗，均应长期坚持饮食控制。学会估算食物能量，多食蔬菜、豆类、粗谷、含糖量低的水果等，注意限盐、限酒。坚持合理饮食结构，保持随访。

（3）运动疗法：也是糖尿病的一项基本治疗措施，原则是持之以恒，量力而行，循序渐进。坚持有规律的适量运动有利于病情控制。患者可在医生指导下，选择适合自己的运动方式。

（4）药物治疗：如使用口服降糖药，注射用胰岛素治疗，注射及口服一些新型的降糖药如胰高糖素样肽-1（GLP-1）受体激动剂、二肽基肽酶-4（DPP-4）抑制剂等。

（5）病情监测：监测的指标主要有餐前血糖、餐后2小时血糖、睡前血糖、夜间血糖、糖化血红蛋白（HbA1c）、血压、血脂、尿蛋白、肝肾功能、胰岛功能等，同时还需监测并发症的发生发展情况，追踪药物的治疗效果、药物不良反应，根据疾病的状态与进展，调整治疗方案。

预后

由于糖尿病的病因尚未完全阐明，目前尚缺乏有效的病因治疗，但糖尿病绝非不治之症，在专业人员的帮助下，积极掌握更多防治知识，将血糖控制良好，并实现综合控制目标，可以防止或延缓并发症的发生，且随着科学的进步，医学对疾病认识的加深，新的治疗手段的发展，疾病的治疗将会更加的安全、有效和便捷，患者及家属应共同树立信心。

夏　莉　陈逸青

第二部分　药物治疗

糖尿病是一种发病机制复杂、危险因素众多的慢性进展性疾病，一旦诊断即伴随终身，需长期接受治疗，主要治疗措施包括控制饮食、合理运动、血糖监测、糖尿病教育和药物治疗。其中，糖尿病的药物治疗是综合性治疗，强调在控制血糖的同时，还要控制伴随的血脂异常、血压升高和血栓风险等，对已经出现糖尿病慢性并发症的患者还应积极治疗并发症。因此，糖尿病的药物治疗除降糖药物外，还应包括降压药物、调脂药物、抗血小板药物及针对慢性并发症的治疗药物。

治疗目标和常用降糖药物

治疗目标

对于所有糖尿病患者而言，糖尿病近期治疗的目标是将血糖控制在适宜的范围内，远期目标是预防慢性并发症的发生，提高患者的生活质量，主要控制指标见表1。但是，针对个体的患者，治疗目标应在全面评估患者疾病情况后，结合患者饮食、运动治疗情况，制订个体化的血糖及体重、血压、血脂等控制目标。

表1　中国2型糖尿病综合控制目标

指标	目标值
血糖*(毫摩尔/升)	
空腹	4.4 ~ 7.0
非空腹	< 10.0
糖化血红蛋白(%)	< 7.0
血压(毫米汞柱)	< 130/80
总胆固醇(毫摩尔/升)	< 4.5
高密度脂蛋白胆固醇(毫摩尔/升)	
男性	> 1.0
女性	> 1.3
三酰甘油(毫摩尔/升)	< 1.7
低密度脂蛋白胆固醇(毫摩尔/升)	
未合并冠心病	< 2.6
合并冠心病	< 1.8
体质指数(千克/平方米)	< 24.0

注：1毫米汞柱=0.133千帕。

*毛细血管血糖。

🍮 常用降糖药物

　　糖尿病的降糖治疗药物包括口服降糖药物和注射用降糖药物,其中口服降糖药物包括磺酰脲类、格列奈类、双胍类、α-糖苷酶抑制剂、噻唑烷二酮类、DPP-4抑制剂、钠-葡萄糖共转运蛋白-2抑制剂(SGLT-2抑制剂),注射用降糖药物包括胰岛素(如正规人胰岛素、门冬胰岛素、赖脯胰岛素、低精蛋白锌胰岛素、甘精胰岛素、地特胰岛素、预混胰岛素及预混胰岛素类似物等)、GLP-1受体激动剂(如利拉鲁肽、艾塞那肽等)。

　　1.口服降糖药物

　　(1)磺酰脲类降糖药物:是常用的口服降糖药物之一,自1956年甲苯磺丁脲上市以来,不断研发出降糖作用强且不良反应少的药物,现临床上常用的磺酰脲类降糖药物有格列吡嗪、格列齐特、格列喹酮和格列美脲等,具体特点见表2。

使用磺酰脲类降糖药物需要注意,若在严格控制饮食和运动治疗的同时,首次应用足量磺酰脲类降糖药物治疗1个月以上,血糖仍控制不佳时,患者应尽早换用其他药物治疗;在饮食控制和运动治疗的前提下,开始服用磺酰脲类降糖药物有明显效果,经过一段时间后效果逐渐减弱,增加剂量仍无明显改善,则该患者可能已经不再适宜使用磺酰脲类降糖药物,应考虑更换其他药物治疗。

表2 常用磺酰脲类降糖药物的特点

常用药物	适应证	禁忌证	服用时间	不良反应	储存条件
格列喹酮			餐前半小时		遮光、密封保存
格列吡嗪	在合理控制饮食和运动锻炼的基础上,主要用于2型糖尿病的治疗,特别是胰岛功能良好的患者	1型糖尿病、妊娠期及哺乳期妇女、磺胺类药物过敏的患者不宜使用,需要手术、合并严重感染或创伤、糖尿病酮症酸中毒、合并其他严重疾病等情况的患者不宜使用,应在医务人员指导下调整治疗方案	格列吡嗪片餐前半小时服用;格列吡嗪缓释片早餐前半小时服用;格列吡嗪控释片与早餐同时服用	磺酰脲类降糖药最主要的不良反应是低血糖,尤其是年老体弱、合并肝肾功能损伤、服药后未及时进食或进食量不足、运动量过大、饮酒等患者易发生	格列吡嗪片密封,室温保存;格列吡嗪缓释片遮光,密封保存;格列吡嗪控释片密闭,30℃以下防潮保存
格列齐特			格列齐特片餐前服用;格列齐特缓释片:早餐时服用		格列齐特片遮光,密封保存;格列齐特缓释片密闭,30℃以下保存
格列美脲			早餐前或早餐中服用		密闭,25℃以下保存

(2)格列奈类降糖药物:与磺酰脲类降糖药物一样,均可促进胰岛素的分泌,但是格列奈类降糖药物促进胰岛素分泌的作用更快,持续的时间更短暂,主要用于降低餐后的高血糖,现临床上常用的格列奈类降糖药物有瑞格列奈、那格列奈等,具体特点见表3。

格列奈类降糖药物主要控制餐后血糖,因此通常在餐前服用,患者服药后必须按时进餐,在不进餐时不需要服药,避免低血糖的发生。

表3　常用格列奈类降糖药物的特点

常用药物	适应证	禁忌证	服用时间	不良反应	储存条件
瑞格列奈	主要用于在合理的饮食控制和运动锻炼的基础上,胰岛β细胞尚有分泌胰岛素的功能,且餐后血糖仍较高的2型糖尿病患者	1型糖尿病、妊娠及哺乳期女性、12岁以下儿童、需要手术、严重感染等患者不宜使用	通常餐前15分钟内服用,也可掌握在餐前30分钟内	格列奈类降糖药物的主要不良反应是低血糖,一般较轻微	置于15～25℃干燥处保存
那格列奈			通常餐前15分钟内服用		密闭,30℃以下保存

(3)双胍类降糖药物:自20世纪50年代末以来,先后有苯乙双胍、二甲双胍等药物应用于2型糖尿病的治疗,现仅有二甲双胍仍在使用。二甲双胍是目前临床使用最广泛的降糖药物,在无禁忌证的情况下,是目前我国2型糖尿病治疗指南推荐的首选药物,具体特点见表4。

表4　常用双胍类降糖药物的特点

常用药物	适应证	禁忌证	服用时间	不良反应	储存条件
二甲双胍	主要用于单纯饮食控制和运动治疗不能控制血糖的2型糖尿病患者,尤其是超重或肥胖、血脂升高的患者	严重肝肾功能损害、慢性心功能不全、慢性阻塞性肺疾病、肺源性心脏病、乳酸性酸中毒病史、近期上消化道出血、代谢性酸中毒、严重营养不良和消瘦等患者不宜使用,妊娠期、哺乳期妇女不推荐使用	二甲双胍片餐时或餐后服用;二甲双胍肠溶片餐前服用;二甲双胍缓释片晚餐时或餐后服用	常见不良反应主要是胃肠道不适,包括腹泻、恶心、呕吐、腹部不适等,常发生在药物治疗的早期,患者大多可耐受,随着用药时间的延长可逐渐减轻	二甲双胍片、二甲双胍肠溶片均应密封保存;二甲双胍缓释片遮光、阴凉,干燥处保存

二甲双胍宜从小剂量开始服用，餐前、餐时或餐后服用均可，每日总剂量一般不超过2.0克。

在使用对比剂行造影检查前后应注意，肾功能正常的患者，在检查前不必停用二甲双胍，但是检查后应在医务人员指导下停用48～72小时，复查肾功能正常后可继续使用；肾功能异常的患者，使用对比剂检查前48小时应停用二甲双胍，在检查后还需停用48～72小时，复查肾功能异常较之前无加重后可继续用药。

（4）α-糖苷酶抑制剂：20世纪70年代，在放线菌属、链霉菌属等细菌中提取出α-糖苷酶抑制剂，其主要通过延缓肠道碳水化合物的吸收以达到降低血糖的目的，主要用于糖尿病患者控制餐后血糖，亦可用于糖尿病前期的糖耐量受损的患者，目前国内常见的药物是阿卡波糖，还有伏格列波糖等药物，因其符合中国人饮食特点、不良反应发生率较低等特点而被广泛应用于临床，常用α-糖苷酶抑制剂的特点见表5。

表5　常用α-糖苷酶抑制剂的特点

常用药物	适应证	禁忌证	服用时间	不良反应	储存条件
阿卡波糖	适用于以碳水化合物为主要食物成分和餐后血糖升高的患者	有肠道炎症、慢性肠道疾病伴吸收或消化不良、部分类型肠梗阻或有肠梗阻倾向者、结肠溃疡、可因肠道充气而加重如疝等患者禁用本品。肝功能异常、严重肾功能损害（肌酐清除率＜25毫升/分钟）的患者禁用；18岁以下的儿童患者暂不宜使用；妊娠及哺乳期女性暂不宜使用	餐前即刻整片吞服或与第一口主食同时嚼服	肠道功能紊乱，表现为腹胀、腹泻、腹痛、排气增加，经过一段时间可逐渐减弱或消失，罕见的肝功能损害需要警惕，建议首次用药的前6个月应监测肝功能	遮光，密封，25℃以下保存
伏格列波糖			餐前口服，服药后即刻进餐		密封，常温（10～30℃）干燥处保存

α-糖苷酶抑制剂服用方法特殊,为充分发挥其降糖效果,通常药物应与第一口主食同时嚼碎服用,若用药后出现明显的肠道不适应及时减少药物的剂量。

(5)噻唑烷二酮类降糖药物:于20世纪80年代初研制成功,主要用于2型糖尿病的药物治疗,最早应用于临床的曲格列酮因可导致严重的肝损害而撤出市场,目前主要代表药物是罗格列酮、吡格列酮,但由于种种原因也少用于2型糖尿病的药物治疗,且需要在医务人员指导下谨慎使用,常用噻唑烷二酮类降糖药物的特点见表6。

表6 常用噻唑烷二酮类降糖药物的特点

常用药物	适应证	禁忌证	服用时间	不良反应	储存条件
罗格列酮	主要用于2型糖尿病的药物治疗,尤其是伴有明显胰岛素抵抗的患者	有心力衰竭(心功能分级Ⅱ级以上)、活动性肝病或转氨酶升高至正常参考值上限2.5倍、严重骨质疏松和有骨折病史的患者禁用。妊娠及哺乳期女性不推荐使用;18岁以下暂不推荐使用	可于空腹或进餐时服用	主要不良反应有体重增加、水肿,其中水肿可能与本药引起水钠潴留有关	密封,30℃以下干燥处保存
吡格列酮			可于空腹或进餐时服用		常温(10~30℃)保存

(6)DPP-4抑制剂:是近年新研发的口服降糖药物,作用机制不同于以往的口服降糖药物,可以血糖浓度依赖性地刺激胰岛β细胞分泌胰岛素,发挥降低血糖的作用,单用低血糖发生率较低,是目前2型糖尿病治疗的主要药物之一,国内已上市的药物包括西格列汀、沙格列汀、维格列汀、利格列汀、阿格列汀,常用DPP-4

抑制剂的特点见表7。

表7 常用DPP-4抑制剂的特点

常用药物	适应证	禁忌证	服用时间	不良反应	储存条件
西格列汀			可与或不与食物同服		30℃以下保存
沙格列汀			服药时间不受进餐影响	常见的不良反应是鼻咽炎、头痛、上呼吸道感染等,少见胃肠道不良反应,单独使用低血糖发生率较低。注意胰腺炎的发生风险	30℃以下保存
维格列汀	用于2型糖尿病	不推荐哺乳期、妊娠期女性使用,也不推荐儿童使用	可以在餐时服用,也可以非餐时服用		密封,常温(10～30℃)保存
利格列汀			餐时或非餐时均可服用		密闭,不超过25℃保存
阿格列汀			可与食物同时或分开服用		密封,不超过25℃保存

(7)SGLT-2抑制剂:是目前最新上市的口服降糖药物,2013年在欧美国家上市,2017年在中国上市,其主要通过增加肾脏排泄葡萄糖而发挥降低血糖的作用,单独使用低血糖发生率低,目前在国内上市的药物是达格列净、恩格列净,常用SGLT-2抑制剂的特点见表8。

表8 常用SGLT-2抑制剂的特点

常用药物	适应证	禁忌证	服用时间	不良反应	储存条件
达格列净	用于2型糖尿病	1型糖尿病患者不应使用,儿童及青少年、妊娠期女性、哺乳期女性暂不推荐使用	晨服,不受进食限制	主要不良反应是泌尿生殖道感染,多不严重,抗感染治疗有效	密闭,不超过30℃保存
恩格列净			晨服,空腹或进食后给药		密闭,不超过25℃保存

患者在使用SGLT-2抑制剂前,应检测肾功能,由医生根据患者肾功能情况确定是否使用本类药物,在治疗过程中,每年至少检测1次肾功能。在用药过程中,应注意监测是否出现尿频、尿急或

尿痛等泌尿系统感染的症状,一旦出现应立即就医,进行有效的抗感染治疗。

2. 注射用降糖药物

(1)胰岛素:自1921年被加拿大学者班廷、贝斯特首次发现并于1922年开始应用于临床,胰岛素已经挽救了不计其数的糖尿病患者,现应用于临床的胰岛素多是用生物技术方法生产的人胰岛素,或者经过结构改造而生产的人胰岛素类似物,常见胰岛素有人胰岛素、门冬胰岛素、赖脯胰岛素、甘精胰岛素、地特胰岛素、预混胰岛素或预混胰岛素类似物,多采用胰岛素笔芯配合注射笔进行注射。常用胰岛素的特点见表9。

胰岛素主要通过与靶细胞膜上的特异性受体结合,产生相应的作用,除降低血糖外,还具有促进脂肪合成和储存、减少脂肪分解、增加蛋白质合成等作用。

胰岛素注射过程中应注意,胰岛素常用的皮下注射部位是下腹部(距肚脐5厘米之外)、上臂上侧及外侧、大腿前侧及外侧和臀部,为防止脂肪萎缩及硬结的出现,应规律地轮换注射部位,每次注射间距应在2厘米以上,同时避免在已形成瘢痕或硬结的部位注射。

不同胰岛素的起效时间不同,在注射前应明确所用胰岛素的具体注射时间,按照时间进行注射。所用胰岛素制剂中存在控制餐后血糖的超短效、短效胰岛素(如赖脯胰岛素、门冬胰岛素、正规人胰岛素等)时,若患者某餐不能正常进食,建议该餐前的胰岛素不要注射,避免造成低血糖。使用预混胰岛素、中效胰岛素的患者,使用前应充分混匀后再进行注射。

表9　常用胰岛素的特点

常用药物	适应证	禁忌证	注射时间	不良反应	储存条件
赖脯胰岛素			进餐之前皮下注射,特殊情况可在餐后立即给药		
谷赖胰岛素			餐前15分钟内或餐后立即给药		
人胰岛素			进餐前30分钟皮下注射		未启用的胰岛素笔芯应储存在2～10℃的冷藏环境中。例如,家用冰箱的冷藏室中,且最好靠近冰箱门处放置,避免冻结而失效;已启用的胰岛素笔芯可在25℃左右的环境中保存4～6周,于阴凉、干燥处保存即可,无须放入冰箱中保存,但若温度超过30℃,仍应置于冰箱的冷藏室中,并在注射前置于室温30分钟后再使用。乘坐飞机时胰岛素不可托运
甘精胰岛素			每日1次在固定时间皮下注射		
地特胰岛素			通常每日1次皮下注射		
精蛋白人胰岛素			通常每日1次皮下注射,可在晚间22:00给药		
精蛋白人胰岛素(预混30R)	用于各种类型的糖尿病	无明显使用禁忌证	通常早、晚餐前30分钟皮下注射	最常见的不良反应是低血糖,可出现心悸、乏力、出汗和饥饿感等不适症状。也可出现注射部位红肿或结节、过敏、屈光异常、皮下脂肪萎缩或增生等不良反应	
精蛋白人胰岛(40R)			通常早、晚餐前30分钟皮下注射		
精蛋白人胰岛素(预混50R)			通常早、晚餐前30分钟皮下注射		
门冬胰岛素			紧临餐前皮下注射,必要时,可在餐后立即给药		
门冬胰岛素30			可早、晚餐或早、中、晚餐紧临餐前皮下注射		
精蛋白锌重组赖脯胰岛素(预混25R)			通常早、晚餐紧临餐前皮下注射		
精蛋白锌重组赖脯胰岛素(预混50R)			通常早、晚餐紧临餐前皮下注射		
胰岛素泵			通过胰岛素泵控制,以人工智能方式持续皮下输注胰岛素		

　　(2)GLP-1受体激动剂:是一类需要皮下注射的非胰岛素类降糖药物,主要作用机制与DPP-4抑制剂相似,GLP-1受体激动剂

通过葡萄糖依赖的方式,促进胰岛 β 细胞合成和分泌胰岛素,并可抑制胰岛 A 细胞分泌升高血糖的物质,从而发挥降低血糖的作用。自首个药物艾塞那肽于 2005 年上市以来,其除控制血糖以外还具有抑制食欲、减轻体重、调节血脂等作用,在 2 型糖尿病治疗领域的作用愈发重要。常用 GLP-1 受体激动剂的特点见表 10。

表 10 常用 GLP-1 受体激动剂的特点

常用药物	适应证	禁忌证	注射时间	不良反应	储存条件
艾塞那肽	用于 2 型糖尿病,尤其是伴有肥胖的 2 型糖尿病	不推荐 1 型糖尿病患者使用 GLP-1 受体激动剂;儿童、妊娠及哺乳期女性由于缺少足够的临床研究数据,也不推荐使用 GLP-1 受体激动剂	早、晚餐前 60 分钟内皮下注射,不应餐后注射	常见恶心、呕吐、腹泻、食欲下降等胃肠道不适,通常为一过性的,随着用药时间的延长可逐渐缓解,罕见皮疹、胰腺炎等不良反应	未启用的药物应储存在 2～10℃的冷藏环境中。例如,家用冰箱的冷藏室中,且最好于靠近冰箱门处放置,避免冻结而失效;已启用的药物可在 25℃左右的环境中保存 4～6 周,于阴凉、干燥处保存即可,无须放入冰箱,但若温度超过 30℃,置于冰箱的冷藏室中,并在注射前置于室温 30 分钟后再使用。乘坐飞机时应随身携带,不可托运
利拉鲁肽			每日皮下注射 1 次,可在任意时间注射,无须根据进餐时间给药		

联 合 用 药 注 意 事 项

糖尿病是慢性进展性疾病,随着病程的不断延长,血糖水平会呈现逐渐升高的趋势,从而需要联合多种药物控制血糖达标。单纯生活方式干预血糖不能控制达标的患者,应在生活方式干预的基础上启动药物治疗。在综合考虑药物的安全性、有效性和经济性后,排除药物使用的禁忌证,目前国内糖尿病诊疗指南多推荐二甲双胍作为 2 型糖尿病的首选治疗药物,并建议在没有禁忌证的情况下,应始终保留在患者的药物治疗方案中。对于不适合使用二甲双胍的患者,可选择GLP-1受体激动剂、SGLT-2抑制剂、DPP-4抑制剂、α-糖苷酶抑制剂或胰岛素促泌剂等药物。

若单独使用二甲双胍治疗3个月后血糖仍未达标,可再加用另一种不同类型的药物,如GLP-1受体激动剂、SGLT-2抑制剂、DPP-4抑制剂、α-糖苷酶抑制剂、胰岛素促泌剂等,部分患者还可考虑加用低精蛋白锌胰岛素、甘精胰岛素、地特胰岛素等中长效胰岛素,不适合使用二甲双胍的患者可考虑采用其他药物之间的联合治疗。

若上述两种药物联合治疗3个月后血糖仍未达标,可再加用低精蛋白锌胰岛素、甘精胰岛素、地特胰岛素等中长效胰岛素每日注射1次,或预混胰岛素及预混胰岛素类似物每日注射1 ~ 2次,也可以再加用一种不同类型的口服降糖药物。

若上述三种药物联合治疗3个月后血糖仍未达标,应考虑每日多次注射胰岛素治疗,如三餐前注射正规人胰岛素、门冬胰岛素或赖脯胰岛素,联合晚上睡前注射低精蛋白锌胰岛素、甘精胰岛素或地特胰岛素,也可使用胰岛素泵治疗。

但是对于首次诊断血糖较高的患者,可能起始治疗就需要联合两种或三种降糖药物甚至需要每日多次注射胰岛素。例如,糖化血红蛋白在7.5% ~ 9.0%的患者,起始治疗可考虑使用两种降糖药物治疗;对于糖化血红蛋白大于9.0%的患者,起始治疗就可采用每日多次注射胰岛素的治疗方案,根据血糖控制情况调整治疗方案,可继续使用每日多次注射胰岛素,或使用低精蛋白锌胰岛素、甘精胰岛素、地特胰岛素联合口服降糖药物,或单纯使用两种口服降糖药物的治疗方案。

在联合使用降糖药物控制血糖时,患者应注意不推荐作用相同的降糖药物联合使用,通常将作用不相同的降糖药物联合使用,且最好在血糖控制不佳、需要增加降糖药物时,征求内分泌专业医生或临床药师的建议,在专业人员的指导下联合使用降糖药物,避免不恰当的联合用药引发的不良事件。此外,还应注意不建议将预混胰岛素与磺脲类降糖药物联合使用,尤其是与长效磺脲类降糖药物或短效磺脲类降糖药物的缓控释制剂联合使用,因为这两种降糖药物联合使用会使低血糖的发生风险增加,低血糖的发生可能会危及患者生命,需要严加防范。

另外,因糖尿病患者通常还合并有高血压、血脂异常、高尿酸血症及痛风、脑梗死、骨质疏松等疾病,还需要联合使用其他治疗药物,在用药过程中也需要注意它们之间联合使用是否会存在不适宜的情况。因此,患者如合并其他疾病需要使用该类降糖药物时,需要权衡利弊,并注意用药剂量,必要时需由医生或药师进行用药风险评估。需要注意的主要联合用药如下:

(1)磺酰脲类:与丙磺舒、别嘌醇、西咪替丁、雷尼替丁、华法林、氯霉素、咪康唑、水杨酸盐(如阿司匹林)、贝特类调脂药(如非诺贝特)、单胺氧化酶抑制剂(如吗氯贝胺)、普萘洛尔等药物联用,可增加低血糖的发生风险;与糖皮质激素(如泼尼松、地塞米松)、雌激素(如雌二醇、炔雌醇)、氢氯噻嗪、利福平、苯妥英钠等药物联用,可升高血糖,应根据血糖监测结果调整降糖药物的剂量。

(2)格列奈类:与非选择性β受体阻滞剂(如普萘洛尔)、血管紧张素转化酶抑制剂(ACEI)(如卡托普利、贝那普利)、非甾体抗炎药(如阿司匹林、布洛芬、吲哚美辛)、奥曲肽、雄激素(如丙酸睾酮)等药物联合,可增加本类药物的降糖作用,进而增加低血糖的发生风险;与口服避孕药(如炔诺酮、氯地孕酮)、氢氯噻嗪、达那唑、糖皮质激素(如泼尼松、地塞米松)、甲状腺激素(如左甲状腺素)和拟交感神经药(如肾上腺素、去甲肾上腺素、麻黄碱)合用可减弱本类药物的降糖作用；酮康唑、伊曲康唑、氟康唑、红霉素等药物可抑制本类药物代谢，不建议联合使用；利福平、苯妥英钠等药物可增加本类药物代谢，不建议联合使用。

（3）双胍类：本类药物可增强华法林等抗凝药物的作用，联合应用应谨慎；氢氯噻嗪、糖皮质激素（如泼尼松、地塞米松）、甲状腺激素（如左甲状腺素）、雌激素（如雌二醇、炔雌醇）、口服避孕药（如炔诺酮、氯地孕酮）、苯妥英钠等药物可能引起血糖升高，联合使用时应密切监测血糖，根据血糖监测结果及时调整降糖药物的剂量，避免低血糖的发生。

（4）α-糖苷酶抑制剂：抗酸药（如氢氧化铝、碳酸钙）、考来烯胺、肠道吸附剂（如医用活性炭、蒙脱石）及消化酶制剂（如胃蛋白酶）可减弱本类药物的降糖作用，应尽可能避免联合使用；本类药物可能影响地高辛的效果，联合使用时应注意调整地高辛的剂量。

（5）噻唑烷二酮类：与吉非贝齐等药物联合使用，可能增加本类药物的疗效，联合使用时应减少本类药物的剂量；与利福平等药物联合使用时，可能减弱本类药物的疗效，合用时应根据血糖监测结果调整降糖药物治疗方案。

（6）DPP-4抑制剂：与伊曲康唑、克拉霉素、沙奎那韦、奈法唑酮等CYP3A4/5强抑制剂合用时，应减少本类药物的剂量。

（7）SGLT-2抑制剂：上市时间较短，暂未发现具有明显临床意义的药物相互作用，若患者在联合用药过程中发现任何问题，应及时向医生或药师反馈。

（8）胰岛素：与其他口服降糖药物、单胺氧化酶抑制剂（如吗氯贝胺）、非选择性β受体阻滞剂（如普萘洛尔）、血管紧张素转化酶抑制剂（如卡托普利、贝那普利）、水杨酸盐（如阿司匹林）等药物联合使用，可能会减少胰岛素的需要量；与噻嗪类利尿剂（如氢氯噻嗪)、糖皮质激素(如泼尼松、地塞米松)、甲状腺激素(如左甲状腺素)、生长激素、达那唑等药物联合使用,可能会增加胰岛素的需要量;与奥曲肽、兰瑞肽联合使用,既可能减少胰岛素需要量,也可能增加胰岛素需要量,联用过程中应密切监测患者血糖,及时调整胰岛素剂量;非选择性β受体阻滞剂(如普萘洛尔)会掩盖低血糖的症状和延缓其恢复的时间;酒精可加剧和延长胰岛素的作用,联合使用可导致低血糖的发生。

(9)GLP-1受体激动剂:可能会对对乙酰氨基酚、阿托伐他汀、灰黄霉素、地高辛、赖诺普利、口服避孕药(如炔诺酮、氯地孕酮)等药物的药动学参数产生影响,但是无明显临床意义,可能不需要调整相关药物的给药剂量。

药 物 与 饮 食

糖尿病患者一旦确诊,需要长期坚持饮食治疗,简言之,在确保维持理想体重和预防营养不良的前提下,患者需要控制总热量的摄入,要减少碳水化合物、动物性脂肪的摄入,确保蛋白质的摄入,适当增加膳食纤维的摄入,并且做到三餐定时定量,在此基础上,根据患者的血糖水平及慢性并发症等情况,制订适宜的药物治疗方案,并根据血糖监测结果调整药物的剂量直至血糖达标,即患者使用的降糖药物可"抵消"其摄入的一定量食物等因素造成的血糖升高,最终达到血糖控制达标的目的,因此药物与饮食是患者血糖达标相辅相成的因素。

在使用降糖药物治疗过程中,饮食切忌出现以下问题:①随着血糖的升高或降低而减少或增加进食量,这会造成血糖波动过大甚至发生低血糖,也不利于药物治疗方案的调整。②不注意控制进食量,仍照以往习惯"胡吃海喝",造成使用药物的种类过多或剂量过大,使低血糖、体重增加等不良反应发生率增加,尤其是体重增加可能会使血糖更加难以控制。③过分减少进食量可能会造成营养不良,同时热量的过少摄入可能会使低血糖的发生率增加,严重低血糖将危及患者生命。④服药后不能按时进食,部分降糖药物的使用与进食时间密切相关,如 α-糖苷酶抑制剂、胰岛素促泌剂、短效或超短效胰岛素、预混胰岛素等药物,它们可用于控制餐后血糖,因此在使用后必须按照时间要求进食,若不进食则不可使用,否则会增加低血糖的发生风险。⑤有的降糖药物对摄入食物的种类有要求。例如,阿卡波糖、伏格列波糖等 α-糖苷酶抑制剂,仅对碳水化合物引起的餐后血糖升高有降低作用,即三餐中必须包含主食,若仅食用脂肪或蛋白质,则不能充分发挥其降低餐后血糖的作用。⑥在服用降糖药物过程中也不建议饮酒,尤其是服用磺脲类降糖药物时,可能会增加低血糖的发生率。⑦部分 DPP-4 抑制剂类降糖药物不能与西柚汁同时食用。例如,西格列汀、沙格列汀,因西柚汁会影响其代谢,可能引起药物不良反应的发生率增加。

糖 尿 病 合 并 其 他 疾 病 用 药

糖尿病心脑血管疾病

　　糖尿病患者与非糖尿病患者群相比,发生心脑血管疾病的风险增加 2 ~ 4 倍。糖尿病患者经常伴有血脂异常、高血压等心脑血管病变的重要危险因素。对高血压、高血脂进行控制并进行适当的抗血小板治疗,可显著降低糖尿病患者心脑血管病变和死亡发生的风险。

1. 高血压治疗

（1）高血压和糖尿病常合并存在，对心血管系统有很大的危害性。高血压可使糖尿病患者的心血管风险提高近2倍，糖尿病也可使高血压患者的心血管风险增加2倍，两者可谓"臭味相投"。而且糖尿病合并高血压的患者更容易发生心肌梗死、脑血管意外及末梢大血管病变，视网膜病变及肾脏病变的发生和发展也会被加速。因此，两病并存患者降压治疗应与降糖治疗同等重要。

（2）对高血压合并糖尿病患者，除了要关注血压降低的幅度，还应关注降压中的其他特点。例如，长期平稳降压，尽可能减少24小时内血压的波动，改善血压昼夜节律，关注血管的弹性功能和治疗的依从性等。常用降压药的种类见表11。

表11　常用降压药的种类

分类	常用药物
血管紧张素转化酶抑制剂	卡托普利、培哚普利、依那普利、贝那普利、福辛普利、雷米普利、赖诺普利
血管紧张素Ⅱ受体阻滞剂（ARB）	氯沙坦、缬沙坦、厄贝沙坦、替米沙坦
钙拮抗剂	硝苯地平、尼群地平、非洛地平、氨氯地平、地尔硫䓬
利尿剂	吲达帕胺、氢氯噻嗪、呋塞米、螺内酯
非选择性β受体阻滞剂	美托洛尔、普萘洛尔

1）首选药物：血管紧张素转化酶抑制剂或血管紧张素Ⅱ受体阻滞剂，如需与其他类降压药物联合用药，也应当以血管紧张素转化酶抑制剂或血管紧张素Ⅱ受体阻滞剂为基础。

2）起始治疗可以单药，也可以与其他类降压药物联合用药。

3）兼顾靶器官保护和对并发症的益处，如伴有白蛋白尿时，血管紧张素转化酶抑制剂或血管紧张素Ⅱ受体阻滞剂可增加至双倍剂量。

4）避免药物的不良反应，如对靶器官、代谢的不良影响。出现任何不适，应及时与医生或药师联系，做相应处理。

2. 血脂异常治疗

（1）2型糖尿病患者的血脂异常多以混合型血脂紊乱多见，如三酰甘油和低密度脂蛋白胆固醇（LDL-C）水平高。

（2）糖尿病合并血脂异常患者特别是80岁以上的高龄老人常患有多种慢性疾病时需服用多种药物，服用时应先咨询医生或药师，需注意药物间的相互作用和不良反应；高龄患者大多有不同程度的肝肾功能减退，调脂药物剂量的选择需要个体化，起始剂量不宜太大，应根据治疗效果调整调脂药物剂量并严密监测肝肾功能和肌酸激酶。常用于2型糖尿病患者血脂异常治疗的药物主要有他汀类药物和贝特类药物，见表12。

表12 血脂异常常用治疗药物

分类	常用药物
他汀类药物	辛伐他汀、洛伐他汀、阿托伐他汀 瑞舒伐他汀、普伐他汀、氟伐他汀
贝特类药物	非诺贝特、苯扎贝特、吉非贝齐

3. 抗血栓治疗　糖尿病患者的高凝血状态是发生大血管病变的重要原因，阿司匹林可有效预防包括脑卒中、心肌梗死在内的心脑血管事件。阿司匹林可以作为老年人、肥胖伴有高血压糖尿病或者有冠心病、心肌梗死的患者的常规用药。

（1）阿司匹林的抗血栓作用并不随剂量增加而增加，但阿司匹林的消化道损伤作用会随着剂量增加而明显增加。因此，建议长期使用时，阿司匹林的最佳剂量为每日75～150毫克，在这个剂量范围内阿司匹林的疗效和安全性可以达到很好的平衡。

（2）对于已经有心血管疾病且对阿司匹林过敏的糖尿病患者，可考虑使用氯吡格雷作为替代治疗。

（3）对于发生急性冠状动脉综合征的糖尿病患者可使用阿司匹林联合氯吡格雷治疗1年。

🦠 糖尿病慢性并发症

糖尿病的慢性并发症分为微血管和大血管并发症，发生微血管并发症的主要原因是长期高血糖，而大血管并发症的发生机制除了高血糖外，还有多种因素参与，如高血压、血脂异常、肥胖等心血管疾病的危险因素。糖尿病微血管病变包括糖尿病肾病、糖尿病视网膜病变等；糖尿病大血管病变主要是全身性的动脉粥样硬化，包括冠心病、脑血管病、下肢血管病变等。

1.糖尿病肾病　　是在糖尿病患者中比较常见的慢性并发症。

常言道，冰冻三尺非一日之寒。糖尿病肾病的发生发展是逐渐积累的过程。目前，根据糖尿病患者肾功能进展情况及临床表现，将糖尿病肾损害分成5期。

（1）糖尿病肾病的预防：糖尿病肾病的早期预防十分重要，常见的预防措施有以下几项。

1）所有糖尿病病程5年以上者，要定期查肾功能、尿蛋白定性、尿白蛋白/肌酐、24小时尿蛋白定量，并注意测量血压、做眼底检查。

2）有条件时，应做尿微量蛋白测定，以早期发现糖尿病肾病，如果尿微量白蛋白增加，要3～6个月连测3次以确定是否为持续性微量白蛋白尿。

3）如果确定为尿微量白蛋白增加，并能排除其他引起其增加的因素，如泌尿系感染、运动、显著高血压等。并注意努力控制血糖,使之尽可能接近正常;若血压＞130/80毫米汞柱,应积极降压,使血压维持在正常范围。同时,还应强调低盐、低脂、低蛋白饮食,以优质蛋白为佳。

4)摄入充足维生素、微量元素:特别是维生素B、维生素C和锌、钙、铁等,可对肾脏起保护作用。另外,患者可服用复方维生素制剂,如多维元素片、复合维生素片等,复方维生素制剂含微量元素种类多,比例适当,服用方便。维生素E可用至每日11单位,维生素C每日0.3克,但最好在医生指导下,遵医嘱使用。

(2)糖尿病肾病的治疗:糖尿病肾病需要综合治疗。

1)首先要控制好血糖,血糖控制不佳可加速糖尿病肾病的发生发展,良好的血糖控制可明显延缓其发展。糖尿病肾病患者切忌自行选择降糖药,应定期至医院监测血糖和肾功能,医生会根据患者的肾功能情况和血糖谱特点选择合适的降糖药物,一般优先选择从肾脏排泄较少的降糖药。大多数降糖药如二甲双胍、格列美脲、格列吡嗪、阿卡波糖、西格列汀等,当肾小球滤过率低于45毫升/(分钟·1.73平方米)时,需酌情减量或停药,但瑞格列奈、利格列汀等对于糖尿病肾病Ⅰ～Ⅳ期的患者均无须调整剂量。而对于严重肾功能不全患者应选用胰岛素治疗,宜选择短效胰岛素,如门冬胰岛素和赖脯胰岛素,避免低血糖的发生。

2)降蛋白尿治疗:一些降血压药物如培哚普利、贝那普利等血管紧张素转化酶抑制剂或缬沙坦等血管紧张素Ⅱ受体阻滞剂,具有一定的改善尿蛋白作用,因此部分血压正常患者亦可使用。使用这些药物期间,尤其是初始使用这些药物的1～2周,要监测血压、血肌酐和血钾浓度。特别注意当肾衰竭到一定程度时则不推荐使用,因此要定期复查血肌酐,在医生指导下用药。

3)限制蛋白质摄入量(不大于0.8克/天),以优质蛋白质饮食为佳。牛奶蛋白是最好的，其次是禽蛋蛋白，也可食用鱼类蛋白、瘦肉蛋白，而不建议食用植物蛋白，因其不易吸收且会增加肾脏负担，必要时加必需氨基酸或复方α-酮酸治疗。其中复方α-酮酸宜在进餐时整片吞服，不宜与四环素、喹诺酮类如环丙沙星及诺氟沙星、铁剂和氟化物等药物同时服用，应间隔2小时以上。

4）控制血压，成年患者（除妊娠期妇女）血压应降到140/80毫米汞柱以下。单用血管紧张素转化酶抑制剂或血管紧张素Ⅱ受体阻滞剂控制不佳的，可加用钙通道阻滞剂如氨氯地平、噻嗪类利尿剂如氢氯噻嗪或袢利尿剂如呋塞米、β受体阻滞剂如美托洛尔等治疗，避免服用对肾脏有损害的药物。

5）应积极治疗血脂紊乱和高尿酸血症。血脂紊乱者应首选口服他汀类药物，其中阿托伐他汀对肾功能不全患者无须调整剂量，辛伐他汀和瑞舒伐他汀对于严重肾功能不全患者均需调整剂量使用，以三酰甘油升高为主时可首选贝特类降脂药。

6）改善血黏度，应用阿司匹林等抗血小板聚集和黏附的药物及某些活血化瘀的中药，其具有改善微血管病变作用。

7）当病情进展到严重肾衰竭时需替代治疗，如腹膜透析、血液透析、肾脏移植等。

8）注意改变生活方式，如合理控制体重、糖尿病饮食、戒烟及适当运动。这是因为高血糖、高血压、高蛋白饮食、吸烟等是加重糖尿病肾病的重要因素。

2. **糖尿病视网膜病变**　是糖尿病严重的慢性并发症之一，是导致糖尿病患者失明的主要原因。当视网膜有病变发生时，眼底检查可发现有微动脉瘤、微静脉扩张、出血、渗出、视网膜水肿及新生血管等改变。根据病变发生发展的程度，一般把糖尿病视网膜病变分为两大类型，即单纯型又称为非增殖型及增殖型。其中，增殖型的危害更大。

(1)糖尿病视网膜病变症状:视网膜病变患者的眼部症状与其眼底病变的部位、严重程度密切相关。通常情况下早期眼部可以无自觉症状,随着病情的进展可有不同程度的视力减退、眼前黑影飞舞或视物变形甚至失明。

(2)糖尿病视网膜病变的预防

1)定期眼科检查:糖尿病视网膜病变早期治疗效果较好。由于病变损害的不可逆性,预防是最重要的环节,而且早期预防的花费要远远低于晚期治疗的费用,疗效也更佳。

2)控制血糖:不论患何型糖尿病,也不论病程多长,如果实现了血糖控制的目标,可预防或延缓视网膜病变的进展。尤其是早期糖尿病,如能严格控制血糖,绝大多数患者的视力可不受损害。

3)控制血压:糖尿病如合并高血压,则更容易导致糖尿病视网膜病变的发生。因此,在治疗糖尿病的同时也必须积极治疗高血压。

4)改变不良生活方式:视网膜疾病的发病率越来越高与生活方式的改变有关。高脂、高糖饮食,运动减少,经常接触强光刺激等是导致视网膜病变的常见原因。

(3)糖尿病视网膜病变的治疗:糖尿病视网膜病变亦需要综合治疗以有效阻止病情的发展和恶化。

1)控制血糖:糖尿病视网膜病变的治疗,原则上应首先将血糖控制到正常或接近正常水平,这对于早期糖尿病视网膜病变有促进逆转的作用,而长期控制血糖可预防和延缓糖尿病视网膜病变的恶化。

2)药物治疗:一些早期病变可采用一些药物。例如,羟苯磺酸钙可以改善视网膜的微循环状态,抑制血栓形成,可有效地预防和延缓早期糖尿病视网膜病变,可促进微血管瘤的消退。本药于进餐时服用可避免出现胃肠道不适,但服用期间患者们应注意,如出现皮疹、发热或关节痛等,应及时告知医生或药师。因羟苯磺酸钙有引起粒细胞减少的报道,服药期间还应注意监测血常规。此外,治疗糖尿病视网膜病变的药物还包括胰激肽原酶、递法明等,其中胰激肽原酶可改善微循环,对糖尿病视网膜病变治疗有帮助,空腹服用疗效更好;递法明对血管具有保护作用,一般一个疗程为3~6个月。

糖尿病性黄斑水肿患者可采用抗血管内皮生长因子(VEGF)治疗,通常可进行2~4个周期的治疗。另外,降脂药非诺贝特对糖尿病视网膜病变的进展有减缓作用,可减少激光治疗的需求,对同时伴有高三酰甘油血症的糖尿病视网膜病变患者是较好选择。而中药辨证治疗可以收到较好的效果,对控制与缓解病情发展有一定的临床意义。此外,药物治疗还可以作为眼底激光与手术前后的辅助治疗。

3)激光光凝治疗:仍是目前最有效的方法。针对糖尿病眼底出血,医生原则上就会建议进行激光光凝治疗,除非是早期糖尿病视网膜病变小的点样出血或增殖期严重的玻璃体积血,无须或无法进行激光治疗。

4)手术治疗:不能激光光凝者要尽早手术。当糖尿病视网膜病变发展到非常严重的程度时,必须施行玻璃体视网膜手术治疗。

3. 糖尿病神经病变　　是糖尿病最常见的慢性并发症之一,与长期高血糖及微血管病变有关,可表现为对称性的手套样或袜套样感觉障碍,如麻木、疼痛、感觉异常、灼热感,后期可表现为感觉减退甚至消失。有些患者还可表现为自主神经病变,如尿潴留、顽固的便秘或腹泻、出汗异常、心悸或心动过缓、性功能障碍等。

（1）糖尿病神经病变的预防：与糖尿病其他慢性并发症的预防一样。需要：①严格控制好血糖，这是防治糖尿病神经病变的基础。②戒烟、限酒，养成健康的生活方式。③定期筛查，做到早期防治。糖尿病患者至少每年筛查1次；对于糖尿病病程较长，合并有眼底病变、肾病等微血管并发症的患者，应该每隔3～6个月进行复查。

（2）糖尿病神经病变的治疗：糖尿病神经病变也需要综合治疗。

1）有效控制血糖：控制血糖是防治糖尿病神经病变的基础。

2）改善糖尿病神经病变的不适症状，如缓解疼痛、麻木等。其包括：①抗惊厥药，如普瑞巴林、加巴喷丁、丙戊酸钠和卡马西平；②抗抑郁药物，如度洛西汀、阿米替林、丙咪嗪和西酞普兰等；③阿片类药物，如曲马多和羟考酮；④辣椒素。

3）改善微循环，营养神经治疗：①神经修复药如甲钴胺等；②抗氧化应激、保护血管内皮功能的药，如硫辛酸等；③改善微循环药，如前列腺素E1、贝前列素钠、西洛他唑、己酮可可碱、胰激肽原酶、钙拮抗剂和某些活血化瘀类中药等；④改善代谢紊乱的药物，如醛糖还原酶抑制剂依帕司他等；⑤神经营养药物，包括神经营养因子、肌醇、神经节苷脂和亚麻酸等。

4）其他辅助治疗：如休息及心理治疗。

4. 糖尿病下肢血管病变 主要是指下肢动脉病变，表现为下肢动脉的狭窄或闭塞，与非糖尿病患者相比，糖尿病患者更常累及股深动脉及胫前动脉等中小动脉，通常指下肢动脉粥样硬化病变（LEAD）。LEAD对机体的危害除了导致下肢缺血性溃疡和截肢外，更重要的是增加患者心血管事件发生的风险，使患者病死率更高。

踝肱指数是一种可重复和最易于进行的客观确定肢体缺血严重程度的检查方法，是通过测量踝部胫后动脉或胫前动脉及肱动脉的收缩压,得到踝部动脉压与肱动脉压之间的比值。它可以用于预测周围动脉阻塞性疾病的严重程度,并对腿部溃疡的病程和处理进行评估。踝肱指数越低,预后越差,下肢多支血管受累者较单支血管受累者预后更差。

LEAD患者中只有10%～20%有间歇性跛行的表现,大多数无症状。

(1)糖尿病下肢血管病变的预防:跟糖尿病其他慢性并发症的预防一样。需要:①严格控制好血糖,这是防治糖尿病下肢血管病变的基础。②戒烟、限酒,养成健康的生活方式。③定期筛查,做到早期防治。对于50岁以上的糖尿病患者,应该常规进行LEAD筛查。伴有LEAD发病危险因素(如合并心脑血管病变、血脂异常、高血压、吸烟或糖尿病病程5年以上)的糖尿病患者应该每年至少筛查1次。

(2)糖尿病下肢血管病变的治疗:治疗的目的包括预防全身动脉粥样硬化疾病的进展,预防心血管事件,预防缺血导致的溃疡和肢端坏疽,预防截肢或降低截肢平面,改善间歇性跛行患者的功能状态。糖尿病性LEAD的规范化治疗包括3个部分:①一级预防,防止或延缓LEAD的发生;②二级预防,缓解症状,延缓LEAD的进展;③三级预防,血运重建,降低截肢和心血管事件发生率。

糖尿病性LEAD的一、二、三级预防均应纠正不良生活方式,如戒烟、限酒、控制体重及严格控制血糖、血压、血脂等。其中,血糖控制目标为餐前血糖在4.4～7.2毫摩尔/升,餐后血糖＜10毫摩尔/升;糖化血红蛋白＜7%;血压控制目标为＜140/80毫米汞柱;血脂控制目标为低密度脂蛋白胆固醇＜2.1毫摩尔/升。同时,糖尿病性LEAD的一、二、三级预防在以上基础上,根据患者的不同症状又有不同的治疗措施,详见表13。

表13 糖尿病性LEAD的一、二、三级预防治疗的具体措施

分级	具体措施
一级预防	年龄在50岁以上的糖尿病患者,尤其是合并多种心血管危险因素者,如无药物禁忌证,都应该口服阿司匹林以预防心血管事件。阿司匹林过敏者或合并溃疡者,可服用氯吡格雷
二级预防	在一级预防的基础上,有症状的LEAD患者,建议应用小剂量阿司匹林(75～100毫克/天);同时运动康复锻炼,时间至少持续3～6个月,同时给予相应的抗血小板药物、他汀类调脂药、降压药物及抗凝药物治疗,间歇性跛行患者除上述治疗外,尚需使用血管扩张药物,主要有前列地尔、贝前列素钠、西洛他唑、盐酸沙格雷酯、萘呋胺、胰激肽原酶和己酮可可碱等
三级预防	慢性严重肢体缺血患者,即临床表现为静息痛或缺血性溃疡者,应进行三级预防。在内科保守治疗无效时,可能需要血管重建手术治疗

其他

1. 糖尿病与感染　糖尿病患者的防御能力降低,组织修复能力减弱,极易并发各种感染,血糖控制差的患者感染更为常见也更为严重,感染可诱发糖尿病急性并发症,是导致糖尿病患者死亡的重要原因。

(1)糖尿病患者常见的感染有肺部感染、尿路感染、皮肤及软组织感染和口腔感染等。糖尿病合并感染的患者需要严格控制血糖,这是治疗的首要措施,胰岛素治疗为首选;同时,需要进行有效的抗感染治疗,在选择抗菌药物时需要注意:必须明确诊断是细菌引起的感染方可应用抗菌药物;抗菌药物种类繁多,但每一种抗菌药物能够杀灭的细菌种类是不同的,正如要选择正确的钥匙才能打开门锁一样,必须要选对药才能治疗相应系统的感染。

(2)某些抗菌药物在使用过程中会引起高血糖或者低血糖的改变,包括抗菌药物与降糖药物发生相互作用所导致的血糖改变。例如,磺胺类药物和喹诺酮类药物及部分抗真菌药物均会引

起血糖的改变,因此,患者在使用过程中需要注意监测血糖的变化,如果血糖控制不佳,应当咨询专科医生或药师,及时调整药物治疗方案。

(3)糖尿病患者虽然容易并发各种感染,但使用抗菌药物并不能预防感染的发生,如果患者正在使用任何一种抗菌药物预防感染,请停止服用该药物;良好的血糖控制在一定程度上方可有效地预防严重感染的发生。同时,注意养成良好的生活卫生习惯,保持口腔、皮肤及外阴的清洁。

2. 糖尿病与慢性肝炎　　慢性肝炎指由不同病因引起的,病程至少持续超过6个月以上的肝脏坏死和炎症。肝脏实质的损害、肝炎病毒导致的胰岛素抵抗,都大大增加了慢性肝炎合并糖尿病的发生概率。因此,糖尿病合并慢性肝炎的患者一方面需要积极治疗原发病,改善肝脏功能;另一方面,要积极控制血糖。针对慢性乙型病毒性肝炎和慢性丙型病毒性肝炎的主要抗病毒药物有干扰素、拉米夫定、阿德福韦、恩替卡韦、替比夫定等药物。

(1)干扰素可导致高血糖或低血糖的发生,可诱发部分有糖尿病倾向或隐性糖尿病的患者进展为临床糖尿病;或使糖尿病病情加重甚至诱发糖尿病酮症酸中毒。因此,在进行干扰素治疗前,应对慢性丙型肝炎患者进行糖耐量检测,对患者的糖尿病易患性进行评估。对血糖控制不满意的患者,建议先将血糖控制在较满意的水平,再考虑抗病毒治疗。

(2)拉米夫定和恩替卡韦在治疗过程中均可导致高血糖,在使用过程中应当严密监测血糖变化,如果血糖控制不佳,应当咨询专科医生或药师,及时调整药物治疗方案。

(3)糖尿病合并慢性肝炎的患者控制血糖可首选胰岛素,胰岛素不但可有效降低血糖,还有利于肝细胞修复、肝功能的恢复。对于肝功能较差的患者尤其应该尽早应用胰岛素。

3. 糖尿病与抑郁症　　抑郁症是一组以情感持续低落为基本特征，严重危害人类身心健康的精神疾病。糖尿病患者合并抑郁症的患病率显著高于非糖尿病患者群，糖尿病和抑郁症之间可能存在双向的因果关系。伴有抑郁症的糖尿病患者血糖不易得到满意控制，微血管和大血管并发症发生的风险可能高于普通糖尿病患者。抗抑郁治疗可改善糖尿病抑郁症患者的抑郁状态。但某些抗抑郁药可能对血糖控制和体重造成影响，因此，合理使用抗抑郁药物，改善糖尿病患者的代谢异常和抑郁症状，帮助患者尽早摆脱不良心理，恢复自信，有助于提高患者的生活质量。糖尿病患者使用抗抑郁药物时需要注意以下问题：

（1）糖尿病合并抑郁症患者的药物治疗选择既要考虑抗抑郁药的安全性和有效性，同时又要考虑所选择的抗抑郁药物不会加剧糖尿病的发展，应选择不干扰或少干扰糖尿病的治疗药物。

（2）使用抗抑郁药应尽可能单一用药，以避免发生药物相互作用；治疗期间应密切观察患者病情及血糖的变化，如果患者病情加重或血糖控制不佳，应当咨询专科医生或药师，及时调整药物治疗方案。

（3）三环类抗抑郁药如阿米替林、氯米帕明、多塞平等药物可能会导致血糖波动，建议糖尿病患者使用时须谨慎，选择性5-羟色胺（5-HT）再摄取抑制药如氟西汀、帕罗西汀、舍曲林、西酞普兰等药物则有利于糖类在肌肉组织以糖原的形式储存，有一点的降糖作用，糖尿病合并抑郁症患者可考虑选择该类药物，注意加用后可能的血糖波动，需加强血糖监测。

4. 糖尿病与骨质疏松　　骨质疏松是一种因骨量低下、骨微结构破坏，从而导致以骨脆性增加、易发生骨折为特征的全身性骨病。糖尿病患者由于高渗性利尿可造成钙、镁、磷大量丢失，导致骨量减少，同时由于胰岛素缺乏或不足，蛋白质合成代谢障碍，骨基质合成减少，最后导致骨量减少和骨质疏松。用药时需要注意以下问题：

（1）鲑降钙素和依降钙素等降钙素类药物可通过抑制骨吸收治疗骨质疏松，两种药物均可通过皮下注射或肌内注射给药，如果此时患者正在使用胰岛素制剂，注意将注射部位分开；阿仑膦酸是目前使用较多的抗骨质疏松药物，但该药物要求在清晨首次进食或应用其他药物前至少半小时服用，因此服用该药物的患者如果合并使用口服降糖药物需要先服用阿仑膦酸钠，半小时后方可服用降糖药物。

（2）罗格列酮、吡格列酮等噻唑烷二酮类降糖药物使女性发生骨折的风险增加，长期服用该类药物的女性患者应当警惕骨质疏松的问题，对于绝经前期妇女（45岁左右），无论有无症状，应定期到医院进行骨密度检查。

5. 糖尿病与骨关节炎　　骨关节炎是一种最常见的关节疾病，是以关节软骨的变性、破坏及骨质增生为特征的慢性关节病。在糖尿病合并骨关节炎的病变发展过程中，2型糖尿病通过多种因子直接或间接地参与和诱导了骨关节炎的形成和发展，而且随着我国人口老龄化程度的加重，2型糖尿病合并骨性关节炎的患者逐年增加，让患者用药更加合理，对提高他们的生活质量具有重要意义。

（1）布洛芬、美洛昔康、双氯芬酸等非甾体抗炎药是骨关节炎患者常用的控制症状的药物，该类药物与磺酰脲类口服降糖药物合用时可使低血糖发生的风险增加，因此在合用这两类药物时需要注意监测患者的血糖变化情况，如果血糖控制不佳，应当咨询专科医生或药师,及时调整药物治疗方案,减量应用磺酰脲类降糖药物。

(2)氨基葡萄糖为常用的关节软骨保护剂,有一部分糖尿病患者担忧其名称中的"葡萄糖",其实氨基葡萄糖是天然的氨基单糖,是蛋白多糖合成的前体物质,并不是普通的葡萄糖,服用后不会使糖尿病患者的血糖升高,不必因此紧张。

6. 糖尿病与手术

(1)糖尿病患者需要手术治疗的概率远远大于非糖尿病患者。糖尿病大血管并发症和微血管并发症可显著增加手术风险。而且手术应激可使血糖急剧升高,造成糖尿病急性并发症发生率增加,这是术后病死率升高的主要原因;另外,高血糖可造成感染发生率增加及伤口愈合延迟。因此,糖尿病患者围手术期的血糖管理需要得到特别关注。

(2)择期手术患者术前空腹血糖水平应控制在7.8毫摩尔/升以下,餐后血糖控制在10.0毫摩尔/升以下。口服降糖药后血糖控制不佳的患者,应及时调整为胰岛素治疗,口服降糖药治疗的患者在接受小手术的术前当晚及手术当天应停用口服降糖药,接受大中手术则应在术前3天停用口服降糖药,均改为胰岛素治疗。胰岛素治疗方案是为了方便调整和控制血糖,从而降低手术风险,术后可根据血糖的控制情况再调整为口服降糖治疗,因此患者不需要过度紧张,应当积极配合专科医生进行方案的调整。

7. 糖尿病与呼吸疾病

(1)糖尿病合并呼吸系统疾病比较常见,如慢性阻塞性肺疾病、支气管哮喘。在治疗这些疾病时,使用的药物包括抗菌药物、激素类药物等,当患者合并糖尿病时,这些药物可能会影响患者血糖水平,导致血糖波动。

（2）慢性阻塞性肺疾病的急性加重常因细菌感染诱发，当合并细菌感染时，首先要进行抗感染治疗，合并糖尿病时，某些抗菌药物可能会影响血糖水平，因此治疗前需要告知医生或药师目前在用的降糖药物。一些可能影响血糖水平的抗菌药物包括：①磺胺类抗菌药物，该类药与磺脲类降糖药合用时，可导致药物降糖作用增强，应用时要注意调整降糖药的剂量。②青霉素类抗菌药物，青霉素能减弱磺脲类降糖药与血浆蛋白的结合力，从而使其降血糖作用增强。③喹诺酮类抗菌药物，应用该类药可导致低血糖，特别是对于高龄患者和肾功能不全者。例如，糖尿病患者大剂量应用左氧氟沙星，可导致低血糖；应用环丙沙星偶尔还可导致高血糖。

（3）支气管哮喘的治疗目前是以抗炎为基础的综合治疗，糖皮质激素如泼尼松、甲泼尼龙已成为治疗哮喘最有效的药物之一。糖尿病患者往往存在糖、蛋白质、脂肪代谢紊乱，哮喘发作或感染使机体处于应激状态，释放多种升糖激素，使血糖升高，加之糖尿病患者抵抗力差，易合并感染、水电解质酸碱失衡，加重哮喘严重程度，而糖皮质激素虽有抗炎作用，但易诱发或加重感染，加重糖尿病患者糖、蛋白质、脂肪等的代谢异常。而吸入性激素作用于局部肺组织，对血糖影响较小，所以在哮喘发作的初期治疗、预防治疗和慢性治疗中使用吸入性糖皮质激素，是治疗哮喘的首选。常用的吸入性激素见表14，使用时要注意吸入性激素容易引起口咽部念珠菌感染，所以在使用后应及时漱口。

表14　常用吸入性激素

药物分类	药物名称	适应证	禁忌证	不良反应	用药时间	储存条件
吸入性激素	沙美特罗氟替卡松 布地奈德福莫特罗	用于哮喘	对其中成分或吸入乳糖有过敏反应的患者禁用	头痛、心悸、口咽部念珠菌感染、咽部刺激、咳嗽、声嘶	隔12小时吸入	密闭,30℃以下保存

用 药 指 导

1. 成人患者用药指导 糖尿病患者如果通过饮食和运动都不能使血糖控制达标时,应当及时采取药物治疗措施。糖尿病患者在使用降糖药物时应该注意服药方法、漏服药物的处理及服药后出现不良反应的处理等问题。

(1)服药方法:口服降糖药物由于种类不同、作用机制不同及患者的用药反应差异,服用方法也有所差别,患者应在医生及临床药师指导下服药,另外糖尿病患者还应养成阅读药品说明书的习惯,尤其是关于用法用量、注意事项等内容,糖尿病患者存在疑问或理解困难时,可咨询医生或临床药师;当口服降糖药效果不佳或存在口服药使用禁忌时,糖尿病患者需使用胰岛素,以控制高血糖并降低糖尿病并发症的发生风险。根据作用特点的差异,不同胰岛素作用时间也不尽相同,并且不同注射部位的起效时间也有所差异。在注射完胰岛素后,患者应在规定的时间内进食,以避免低血糖的发生。

(2)漏服药物的处理:服药遗漏时,可依据漏服的时间及漏服药品的特点等,判断是否需要补服。一般来说,如果发现漏服的时间处于两次用药时间间隔一半内,可按量补服;如果超过此间隔的一半以上,一般不需要再补服。此规则适用于多数非处方药和部分处方药,但降糖药漏服的处理方法,还需要根据具体情况处理。由于患者多为长期用药且不同降糖药物的用法不尽相同,患者遵医嘱规律使用药物非常重要,任何漏服药或后续的补救行为,都有可能导致血糖波动的风险,由于每位患者的病情轻重、治疗方案、个人体质等方面可能有非常大的差异,漏服药物的处理并不完全相同，具体补救方案需要综合考虑所用药物品种、使用剂量、就餐情况、血糖监测结果等因素，一般来说，漏服药后可能会造成血糖升高，但偶尔一次的血糖偏高，对患者的危害可能有限，但药品补用不当可能会造成低血糖等严重后果，建议在医生指导下调整，并注意血糖监测。以下参考建议患者需要与主治医生或药师确认后酌情考虑。

1）二甲双胍漏服处理措施见表15。

表15　二甲双胍漏服处理措施

发现漏服时间	处理措施
餐中或餐后即刻	按照原来的药量补服
餐后很久	单用二甲双胍时可按原来的药量补服 二甲双胍与其他降糖药合用时： 测量血糖，若>13.9毫摩尔/升，建议原量补服 测量血糖，若<13.9毫摩尔/升，可不补服，适当增加运动 如果距下一餐用药不足半小时，不补服
下一餐前	餐前血糖>10毫摩尔/升时，主食减量1/3左右
晚餐后	为防止夜间低血糖，不补服，可适当增加运动

2）磺脲类降糖药物的漏服处理措施见表16、表17。

表16　短效磺脲类降糖药物漏服处理措施

发现漏服时间	处理措施
进餐时	补服，并将进餐时间往后推（后推小于半小时）
两餐之间	测量血糖，若>13.9毫摩尔/升，建议原量一半补服 测量血糖，若<13.9毫摩尔/升，可不补服，适当增加运动
下一餐前	如果距下一餐只有半小时，不要补服；餐前血糖>10毫摩尔/升时，主食减量1/3左右
晚餐后	为防止夜间低血糖，不补服，可适当增加运动

注：大原则为切不可把上一次漏服的药物加到下次一并服下，以免造成低血糖。

表 17 长效磺脲类降糖药物漏服处理措施

发现漏服时间	处理措施
早餐时	在中餐前,按原来的药量补服
中餐后	如果是老年患者或者平时血糖控制较好的患者,不要补服但应适当增加运动控制血糖;如果是血糖控制较差的患者,按照原来药量一半补服
晚餐后	为防止夜间低血糖,不补服,可适当增加运动

3)格列奈类降糖药物的漏服处理方法与短效磺脲类降糖药物类似,但服药后可立即进餐。

4)α-糖苷酶抑制剂的漏服处理措施见表 18。

表 18 漏服 α-糖苷酶抑制剂处理措施

发现漏服时间	处理措施
餐中	按原来的药量补服
餐后	不需要补服,适当增加运动从而控制血糖
下一次餐前	餐前血糖>10毫摩尔/升时,主食减量1/3左右

5)漏服胰岛素增敏剂:此类药物的代表有罗格列酮、吡咯列酮。单独使用胰岛素增敏剂的糖尿病患者在发生漏服后,可在当日想起时尽快按原剂量进行补服。

6)漏服DPP-4抑制剂:此类药物的代表有西格列汀、沙格列汀、利格列汀、维格列汀等,服用本类药的患者一旦发生漏服,可以随即按原剂量进行补服。

7)胰岛素漏注射处理建议包括:血糖不是很高的2型糖尿病患者若漏注射餐前胰岛素,胰岛素属高警示药品,遗漏注射或自行补注射均可造成严重后果,建议在医生指导下调整,病情较轻的2型糖尿病患者一般不推荐补注射;但对于1型糖尿病或胰岛功能差的2型糖尿病患者,可能需要考虑补注射或减量补注射,必要时及时就诊。由于每位患者的个体差异较大,个别患者可能对用药调整特别敏感,以下处置方法患者必须与主治医生确认后再酌情考虑,并注意血糖监测。

对于使用超短效胰岛素(如门冬胰岛素)或短效胰岛素(如生物合成人胰岛素注射液)、预混胰岛素[如精蛋白生物合成人胰岛素注射液(预混30R)]或预混胰岛素类似物(如门冬胰岛素30注射液)、长效胰岛素(如甘精胰岛素)的患者,一些参考调整建议见表19。

表19 漏注射胰岛素处理措施

胰岛素种类	漏注射处理措施
超短效胰岛素、短效胰岛素	如果是餐中或餐后半小时内想起来漏注射,立即按照原来的药量补注射,如果已经吃完饭超过半小时,同时漏注射的胰岛素剂量又不是很大(如成人使用8单位以内),就不建议追补;如果胰岛素的剂量比较大,建议监测餐后2小时血糖,如果血糖超过16毫摩尔/升,可给予1/3的漏用胰岛素剂量,1~2小时后监测血糖,警惕低血糖;下一次的餐前胰岛素常规应用
预混胰岛素(包括30%、50%等不同比例的预混超短效或短效胰岛素)	对于早、晚餐前注射预混胰岛素的患者,如果早餐前忘记注射胰岛素,也可以在餐后立刻补充注射,其间要注意监测血糖,必要时适量加餐;如果想起来时已接近中午,应检查午餐前的血糖,当超过10毫摩尔/升时,可在午餐前临时注射一次短效胰岛素或者超短效胰岛素类似物
长效胰岛素	如发现漏注射,随时可以补注射,但下一次的注射最好24小时后进行

注:需要切记,绝不可将两次胰岛素药量合成一次注射,那可能导致严重低血糖。

(3)服药后出现不良反应的处理:使用降糖药物最需要糖尿病患者重视的不良反应是出现低血糖,糖尿病患者应努力减少和避免出现低血糖。对于低血糖发生风险较高的药物,如胰岛素或胰岛素促分泌剂,应从小剂量开始服用,逐渐增加剂量,谨慎地调整剂量。糖尿病患者饮食上应定时定量进餐,如果进餐量减少则相应减少降糖药物剂量,有可能误餐时应提前做好准备;糖尿病患者运动前应增加额外的碳水化合物摄入;酒精摄入,尤其是空腹饮酒:酒精能直接导致低血糖,糖尿病患者应避免酗酒和空腹饮酒。糖尿病患者如果发生严重低血糖或反复发生低血糖。应及时就诊调整治疗方案,且可能需适当调整血糖控制目标;使用胰岛素的糖尿病患者出现低血糖时,应积极寻找原因,个体化调整胰岛素品种或用量;糖尿病患者应随身携带备用糖果及碳水化合物类食品,一旦发生低血糖,立即食用;服用阿卡波糖的患者应携带葡萄糖粉或块,并尽可能监测血糖直至低血糖得到纠正。

2. 儿童患者用药指导　　儿童糖尿病治疗目的是维持正常的身心生长发育,减少由于血糖过高或过低而产生的症状,使血糖处于正常水平,同时改善高血压、高血脂、非酒精性脂肪肝等代谢紊乱,防止及延缓慢性并发症的发生。

儿童糖尿病有许多不同于成人糖尿病的特点,治疗时必须予以注意的是:

(1)儿童年龄小,认知性较差,这就要求家长和医生更加细致和耐心地帮助和指导他们与糖尿病做斗争。

(2)饮食控制较为困难,其他同龄儿童都能吃各种好吃的东西,患儿却必须受到限制,这对患儿来说是一个很难接受的事情,应根据不同年龄的特点给予指导。另外,儿童正是长身体的时候,需要有充分的营养摄入。

(3)体力活动量相对较大,儿童多爱玩好动,运动量难以控制,在这方面,需要家长关怀,运动不足或运动过量均不适宜。

(4)青春期问题,青春期患有的糖尿病多为1型糖尿病,容易发生血糖波动,也是胰岛素需要量较大的时期,应密切监测患者血糖,根据血糖变化情况及时调整胰岛素的剂量。

(5)儿童糖尿病中1型糖尿病常见,多需要使用胰岛素治疗,口服药物中二甲双胍是目前唯一批准用于儿童糖尿病治疗的药物,以改善血糖控制。

3. 老年患者用药指导　　综合评估老年糖尿病患者的健康状况是确定个体化血糖控制目标和治疗策略的基础。对相对健康的老年糖尿病患者，如果仅使用引起低血糖风险低的口服降糖药物治疗，可以考虑将糖化血红蛋白控制到接近正常水平；对健康中度受损或健康状态差的老年糖尿病患者，可以酌情放宽血糖的控制目标，但应避免高血糖引发的症状及可能出现的急性并发症。

（1）老年患者药物代谢缓慢，容易发生低血糖，因此老年患者血糖控制目标应个体化，一般推荐将血糖控制在成人控制目标的高限，以尽可能避免低血糖对老年人的伤害。

（2）老年患者使用降糖药物时，对于容易发生低血糖的磺酰脲类、胰岛素类药物，应注意药物剂量，在医生或临床药师指导下从小剂量开始逐渐增加，逐步调整治疗方案，直至血糖达标，降糖作用强、作用时间长的格列本脲一般不再选用。

（3）大多数的降糖药物需经肝脏代谢或肾脏排泄来消除作用，老年患者的肝脏药物代谢能力、肾脏排泄能力可能会有所下降，建议在医生或临床药师指导下定期复查，对于有异常的患者，可能需要更为频繁的血糖监测甚至调整降糖方案。

（4）老年人的胃肠消化能力减弱，一些患者饮食量较少甚至偶尔不能正常就餐，如果继续正常服用降糖药物可能会导致低血糖。因此，不同的降糖方案及不同的降糖药物，需要具体对待，对于不能正常进餐的老年患者，应积极寻求医生或临床药师的指导，掌握正确的用药方法。

（5）老年人大多合并多种疾病，如高血压、脑梗死、关节炎等。另外，随着糖尿病的进展，患者可能出现糖尿病并发症，不同专科的治疗药物之间，可能存在相互影响，从而增加用药风险。因而，老年人治疗药物选择需要谨慎，一方面患者就诊时需要告知医生目前患有的其他疾病及治疗药物,避免重复用药;另一方面对于同时使用多种药物,如用药超过5种的患者,建议向医生或临床药师寻求用药指导。

4. 妊娠期及哺乳期妇女患者用药指导

（1）妊娠糖尿病的治疗原则是既要保证妊娠期妇女和胎儿的营养需要,又要有效控制高血糖,以保障胎儿的正常生长发育。

（2）妊娠糖尿病一般先考虑饮食治疗,若病情无法控制才考虑使用胰岛素药物治疗,结合妊娠期妇女对胰岛素的敏感性使用药物治疗。妊娠过程中机体对胰岛素需求是变化的,妊娠中、晚期对胰岛素需要量有不同程度增加;妊娠32 ～ 36周胰岛素需要量达高峰,36周后稍下降,应根据患者血糖监测结果,及时调整胰岛素用量。

（3）胰岛素由于不通过胎盘,也不会进入乳汁,因此用于妊娠期或哺乳期妇女相对安全。口服降糖药物二甲双胍和格列本脲在有些研究结果中显示,这两种药物可用于妊娠期妇女,但不建议作为首选,口服降糖药基本都能进入乳汁,因此糖尿病患者哺乳期间一般暂停使用口服降糖药,调整治疗方案或暂停哺乳。

5. 其他特殊人群用药指导　　如果患者既往有肝脏或肾脏疾病,近期化验检查有肝功能或肾功能不全,如血谷丙转氨酶、谷草转氨酶或肌酐水平的升高等情况,应在专科医生指导下,调整口服降糖药物,必要时减量或换药。

（1）糖尿病合并慢性肾脏疾病:糖尿病合并慢性肾脏疾病患者的理想降糖治疗策略是在有效降糖的同时不加重肾脏损害,同时不增加低血糖发生的风险,也应避免发生其他不良反应。口服降糖药的选择应基于药物的药代动力学特征及患者的肝肾功能水平综合判断。在使用某些低血糖风险较大的口服降糖药时需严格监测血糖,以避免低血糖的发生。糖尿病合并慢性肾脏疾病的患者通常根据预估肾小球滤过率(eGFR)调整用药剂量,除瑞格列奈、利格列汀等少数药物外,大多数药物在中度肾功能损伤时可能需要减量慎用,而重度肾功能损伤的患者一般不使用口服降糖药。肾功能不全患者降糖治疗需要专业人员依据肾功能的具体水平、胰岛 β 细胞功能、血糖控制情况等综合考虑,制订个体化的治疗方案。

(2)糖尿病合并肝功能不全:除利格列汀等少数药物外,肝功能损伤患者使用其他口服降糖药均需慎重,对于转氨酶超过正常上限3倍的患者尤为重要,严重肝功能不全患者一般不用口服降糖药。但不同药物对肝功能的具体要求不同,详见糖尿病治疗的常用药物章节。

用 药 案 例 解 析

案 · 例 · 1

病史:患者,女性,65岁。体型偏瘦,诊断为2型糖尿病5年余,近期一直口服格列齐特缓释片、二甲双胍肠溶片降糖治疗。每日坚持服药,但由于饮食顾虑较大,很少吃米饭、馒头或面条等主食,也不监测血糖,很少去医院规律就诊。3天前患者上午因外出游玩回来较迟,回家后在中餐前出现头晕不适、心慌、冷汗,休息半小时后无缓解,且逐渐神志不清,家人予以送至医院,急诊查血糖1.7毫摩尔/升,经治疗血糖升至正常,后病情渐平稳,但患者自觉记忆力明显减退。

解析:老年糖尿病患者联用口服降糖药物易出现低血糖反应,严重者会发生低血糖昏迷。本例患者服用的格列齐特缓释片为长效的促进胰岛素分泌药物,降糖作用较强且持续时间较久,与二甲双胍联用具有协同作用,是比较常用的降糖方案。但所有的降糖药物治疗方案都需要结合患者规律合理饮食与适当运动,如患者饮食不规律、结构不合理,运动量过大等均可能增加低血糖发生的风险。因此,患者除了按时按量服药,还需要注意饮食和运动的配合;患者需要重视血糖监测,包括日常自我血糖监测及定期至医院的复诊检查,多数患者的用药方案需要医生根据其血糖控制情况及时调整,而不是一直沿用某一方案,且患者需要有完善的血糖监测数据,医生才能更好地调整降糖方案。此外,患者及其家属应学习低血糖的常见症状及正确的处置措施,患者一旦出现心慌、冷汗、手抖、头晕等不适,有条件者可用血糖仪测指尖血糖,或者按低血糖进行处置,避免其对人体脏器功能造成的不可逆损伤。长效的磺酰脲类降糖药给患者带来用药方便的同时,需要注意在没有服药的中午、傍晚,药物同样在发挥作用,需要规律合理饮食,否则可能导致低血糖。

案·例·2

病史:患者,男性,42岁。体重65千克,诊断为1型糖尿病17年余。近年一直使用门冬胰岛素联合甘精胰岛素每日4次皮下注射降血糖。平时饮食、运动控制,自我监测血糖(主要为空腹和午餐后),调整胰岛素剂量。1个月前患者自觉血糖偏高,不断加大胰岛素剂量,现每日门冬胰岛素分别早、中、晚三餐前16单位皮下注射,甘精胰岛素睡前22单位皮下注射降糖治疗。然而,近日在午后和夜间,患者经常出现饥饿、发汗、心悸等症状,进食后缓解。门诊查空腹血糖3.3毫摩尔/升,餐后2小时血糖7.8毫摩尔/升,糖化血红蛋白7.1%。

解析：该患者出现的经常性低血糖症状、门诊查空腹血糖＜3.9毫摩尔/升及看似接近达标的糖化血红蛋白值，均提示患者在家可能频发低血糖，而导致低血糖的原因主要考虑为胰岛素过量。

1型糖尿病患者使用胰岛素治疗，需要学习根据血糖监测结果大致调整胰岛素用量。而该患者虽然监测血糖，但自认为只需监测空腹和餐后2小时血糖，看见血糖高就加量，以至于全天胰岛素使用量高达70单位，这种做法是不可取的。

第一，建议1型糖尿病患者的血糖监测应该"全覆盖"，即包括餐前、餐后2小时、睡前、凌晨（一般为凌晨2：00～3：00），在出现低血糖症状、任何突发身体不适、剧烈运动前后、饮食显著变化等时也建议进行监测血糖，这在初始使用胰岛素或调整剂量后一段时间尤为重要。第二，建议1型糖尿病患者每3～6个月检测1次糖化血红蛋白。第三，建议1型糖尿病患者在医生的指导下主要根据三餐后血糖分别对应调整三餐前门冬胰岛素剂量，根据空腹、睡前及夜间血糖综合调整长效胰岛素剂量。第四，胰岛素剂量的调整，除了看血糖，还应该综合考虑患者日常饮食、运动及情绪等变化的影响，如果血糖低了，应该及时减量，如果血糖高了，可以先通过改变生活方式，再考虑调整胰岛素剂量，应在医生指导下每次自行调整不超过2单位。第五，1型糖尿病患者血糖波动大，患者需要医生制订个体化的血糖控制目标，在尽量避免低血糖的前提下，保证血糖控制平稳达标。不同患者在不同时期的具体血糖监测频率及胰岛素剂量调整方案需结合病情由专业人员进行评估。

案·例·3 ··················

　　病史：患者，女性，20岁。诊断为1型糖尿病1年。予以甘精胰岛素联合赖脯胰岛素每日4次皮下注射进行降糖治疗。患者血糖有波动，排斥注射胰岛素及血糖监测，听信偏方，自行停用胰岛素，用桑树叶和杜仲叶晾干，煮水喝作为替代降糖治疗。2天后患者睡醒后出现恶心、呕吐、腹泻，无法进食，渐进入昏睡状态，送至急诊，指尖血糖高至测不出，尿酮体+++，诊断为糖尿病酮症酸中毒。

　　解析：该患者由于听信偏方，自行停用胰岛素，导致血糖升高，诱发糖尿病酮症酸中毒。1型糖尿病患者一经诊断，必须使用胰岛素替代治疗，不可随意调整用药方案，更不能停用胰岛素治疗。并需要加强血糖监测，根据血糖结果及时调整胰岛素剂量。需要注意的是，尽管1型糖尿病患者需要终身使用胰岛素替代治疗，但未必一定是每日多次的皮下注射给药，其他治疗技术如胰岛素皮下泵及正在研究的人工胰腺等技术，将会大大减轻胰岛素的注射之苦。在血糖监测方面，目前已有更好的技术替代频繁扎针之痛，糖尿病患者应当树立治疗信心，做好血糖控制，期待更先进的治疗技术投入应用。

案·例·4 ··················

　　病史：患者，男性，55岁。诊断为2型糖尿病3年余。2017年6月在医院门诊医生建议下口服盐酸二甲双胍片（0.5克/片），每次1片，每日3次。然而，患者在家中测指尖血糖,提示控制良好后,自己将药物减量至仅每日晚餐时服用一片盐酸二甲双胍片,同时饮食、运动控制血糖。3个月后在家人的督促下于门诊复查,静脉血空腹血糖7.5毫摩尔/升,餐后2小时血糖11.0毫摩尔/升,糖化血红蛋白8.2%,医生告知其血糖控制不满意。

解析:目前,国内外一致推荐二甲双胍作为2型糖尿病患者控制高血糖的首选用药和联合用药中的基础用药(在无禁忌证的前提下)。二甲双胍的降糖疗效与剂量有关,中国成人的常用日剂量为1.0～2.0克,即盐酸二甲双胍片(0.5克/片),每日2～4片。该患者未遵循医嘱,也未及时复诊,自行减量,导致二甲双胍在体内的有效治疗浓度降低,进而使降糖疗效减弱,所以血糖控制得不理想。除了二甲双胍,其他降糖药物同样不可自行随意减量甚至停药,建议患者在医生指导下使用。

案 例 · 5

病史:患者,男性,27岁。体重60千克,诊断为1型糖尿病15年余。近年一直使用门冬胰岛素早、中、晚三餐前联合甘精胰岛素睡前皮下注射降血糖。患者诉平时饮食、运动控制,未规律监测血糖。3天前因体检发现血糖偏高,空腹血糖9.1毫摩尔/升,餐后2小时血糖13.8毫摩尔/升,糖化血红蛋白10.4%,因此入院降糖治疗。入院后监测患者血糖,调整胰岛素剂量,嘱患者饮食定时、定量。然而,患者血糖监测示波动明显,时而出现早餐后或中餐后血糖高达12.0毫摩尔/升左右,下一餐餐后出现血糖低至3.5毫摩尔/升左右,血糖不规律,患者十分焦虑,自觉血糖难以控制,烦躁不安,睡眠欠佳。进一步询问患者,发现患者对血糖监测结果重视过度,饮食未定量,且自行增减胰岛素剂量。若早餐后出现高血糖,患者则减少中餐进食量,并增加中餐前门冬胰岛素剂量,导致中餐后出现低血糖,又因低血糖后进食,出现下一餐餐前高血糖,导致血糖波动明显。

解析:糖尿病的治疗需从饮食、运动、自我教育、血糖监测和药物治疗5个方面来综合管理及控制血糖。该患者为1型糖尿病,采用超短效门冬胰岛素三餐前各一针和长效胰岛素类似物睡前皮下注射一针降糖治疗,饮食尤其要规律,相对定时定量,否则容易出现血糖波动过大。该患者入院期间过度重视血糖监测结果,根据血糖值调整饮食量,且自行增加胰岛素剂量,这种做法是不可取的。

建议使用胰岛素治疗的1型糖尿病患者,为了使血糖控制平稳,饮食应相对定时、定量,合理的饮食构成也极为重要,患者须采用混合的平衡饮食,糖类、蛋白质和脂肪提供能量的比例,分别占总热量的50% ~ 60%、15% ~ 20%和25%左右,含有适量优质蛋白质、复杂糖类(如谷类)、足够新鲜蔬菜(400 ~ 500克/天)等。相对固定饮食和运动后,再根据血糖监测结果,在医生指导下调整胰岛素剂量,切忌饮食跟着血糖变化,也切忌盲目自行调整胰岛素用量。同时,告知患者避免焦虑情绪,情绪的变化也会影响血糖,过度焦虑、睡眠不好会使血糖升高。

案·例·6

病史：患者，女性，68岁。诊断为2型糖尿病15年余。最初患者早餐前口服格列喹酮片1片降糖治疗。近2年来患者血糖控制欠佳，逐渐将格列喹酮片加量至每次2片，每日3次，餐前口服，并加用阿卡波糖片每次1片，每日3次，餐中嚼服，进行联合降糖治疗。近2个月来患者在家中自测指尖血糖，空腹血糖波动在9～12毫摩尔/升，餐后2小时血糖波动在10～13毫摩尔/升。门诊查糖化血红蛋白11.3%，医生建议使用胰岛素治疗。然而，患者拒绝使用胰岛素，在服用阿卡波糖片的同时，先后自行换用格列吡嗪片、格列美脲片等，血糖控制差，一周前就餐后出现反复恶心、呕吐等不适，住院后诊断为肝脓肿。

解析：许多2型糖尿病患者通常在口服降糖药物效果不佳时，简单通过加量或者换用同类降糖药物来试图达到控制血糖的目的。对使用胰岛素心存畏惧，认为胰岛素是最后的"救命稻草"，以各种方式延迟开始使用胰岛素的时间。然而，正如本例患者服用的格列喹酮、格列吡嗪、格列美脲等这一大类降糖药物，在治疗初期（数月到数年）血糖往往可得到满意控制，但随着时间推移，在使用过程中可能出现疗效突然或逐渐降低，即使用至最大剂量，血糖仍得不到理想控制的现象。此外，2型糖尿病患者的胰岛细胞功能是随着病程延长而逐渐下降的，积极合理地使用胰岛素，不仅有利于患者的血糖控制，同时能够减少糖尿病慢性并发症的发生和发展。因此，建议患者在医生指导下，根据病情需要适时地采用胰岛素治疗。长期血糖控制不佳，可导致人体免疫力下降，患者易发生肝脓肿、肺部感染等感染性疾病。

温 馨 提 示

(1)糖尿病的药物治疗,患者既不能跟着感觉走,擅自增加、减少或者停用药物,也不能听信偏方,一定要在医生的指导下选择合适的药物治疗方案。

(2)糖尿病的药物治疗,患者既不能不管不问,也不能重视过度,一定要理性看待。胰岛素是治疗糖尿病的最重要武器之一,积极合理使用胰岛素,有利于患者控制血糖,同时能够减少糖尿病慢性并发症的发生和进展。

(3)糖尿病治疗是综合性治疗,除了药物治疗外,还应兼顾饮食、运动治疗和血糖监测、糖尿病教育。患者应学习并掌握低血糖的发生症状及正确处理措施。

朱冬春　朱鹏里　李　琪　赖　珺

唐智佳　李瑞麟　张　文

第三部分　用药常见问题与解析

Q1　不需要使用胰岛素治疗是不是表明糖尿病病情较轻？

答：　胰岛素是治疗糖尿病的重要药物之一，通常在1型糖尿病、病史较长的2型糖尿病、严重肝肾功能损害、糖尿病伴急性代谢紊乱如糖尿病酮症酸中毒、高血糖高渗综合征和乳酸性酸中毒、存在应激情况（手术、重大外伤等）、严重感染、妊娠等情况下使用，2型糖尿病初诊患者伴显著高血糖也主张使用。胰岛素的使用不单纯与患者血糖情况相关，与合并的其他疾病或特殊生理状况也有关系，需要综合评价，不可将使用胰岛素与否与疾病严重程度划等号。

Q2　患者诊断为糖尿病后就必须用药治疗吗？

答：　患者糖尿病一旦诊断，小部分血糖轻度升高的患者可首先通过单纯生活方式（包括饮食治疗、运动治疗）控制血糖，若3个月后血糖仍不能达标，即需要启动药物治疗，对于大部分患者而言，一旦诊断糖尿病后，就需要在饮食、运动等生活方式干预的基础上，启动药物治疗，并且需要终身服药，定期监测相关指标,以及时调整治疗方案,不可轻易自行停药。

Q3　肥胖糖尿病患者应该如何使用降糖药?

答:　肥胖时体内脂肪细胞、肌肉细胞上的胰岛素受体数目减少,导致对胰岛素的敏感性下降,糖的利用发生障碍,使血糖逐渐升高,导致机体需要分泌更多的胰岛素控制血糖,长期超负荷工作,可使胰岛功能受损,最终发展为糖尿病。肥胖是糖尿病发生的重要危险因素之一,与糖尿病的发生密切相关,肥胖患者糖尿病的发生率明显升高,2型糖尿病患者中约70%为肥胖患者。对于糖尿病患者而言,减轻体重可改善糖代谢,使血糖易于控制,可能使用较少的降糖药物即可将血糖控制良好。因此,肥胖的糖尿病患者,在饮食、运动的基础上达到控制血糖、减轻体重的目的外,还应使用具有降低体重或不增加体重的降糖药物,如二甲双胍、GLP-1受体激动剂、SGLT-2抑制剂、DPP-4抑制剂、α-糖苷酶抑制剂等药物。

Q4　服用降糖药物会产生依赖性吗?

答:　药物依赖性分为精神性依赖和身体性依赖。凡能引起令人愉快意识状态的药物均可引起精神性依赖,用药者为得到欣快感而不得不定期或连续使用这些药物。而身体性依赖是指,用药者反复地应用某种药物造成一种适应状态,停药后产生戒断症状,使人非常痛苦甚至危及生命。阿片类和催眠镇痛药在反复用药过程中易产生药物依赖,但降糖类药物,无论是口服降糖药物还是注射用降糖药物均不会产生上述的药物依赖性。

Q5 喝茶是否影响用药?

答: 茶叶中含有的部分化学成分可能会降低药物的疗效,包括降低降糖药物的疗效,因此不建议患者喝浓茶或过多喝茶;但作为传统饮品,茶叶对人体健康也有着诸多益处,有喝茶习惯的患者可以继续保持,但应饮用淡茶,同时避免使用茶水送服药物,并在服药后1～2小时不要喝茶。

Q6 喝酒是否影响用药?

答: 各种类型的酒中均含有乙醇,有研究证实,乙醇可影响很多药物的代谢,减弱或加强药物的作用。不推荐糖尿病患者饮酒,一方面进餐时饮酒,乙醇作为热量被患者摄入,会导致患者总能量摄入超标,不利于饮食总热量的控制;另一方面,乙醇与许多降糖药物之间存在相互作用,可增加糖尿病患者低血糖发生的风险。所以,正在服药治疗的糖尿病患者最好不要饮酒。

Q7 降糖药物对体重的影响是什么?

答: 降糖药物对体重的影响主要分三方面:①口服降糖药物中的双胍类、α-糖苷酶抑制剂、SGLT-2抑制剂及注射用降糖药物中的GLP-1受体激动剂可降低体重;②口服降糖药物中的DPP-4抑制剂对体重无明显影响;③口服降糖药物中的磺脲类、格列奈类、噻唑烷二酮类及各种胰岛素制剂均可增加体重。因此,患者应在医生指导下,根据血糖及体重水平等因素选择适合的降糖药物。当然,降糖药物的选择是个体化、多因素的,体重只是选择药物方案时需要考虑的因素之一。2型糖尿病合并肥胖或超重的患者需要适当减轻体重。

Q8 口服降糖药物,尤其是二甲双胍会伤肝伤肾吗?

答: 口服降糖药物,包括二甲双胍,因经肝脏代谢、肾脏排泄,故均有诱发相关不良反应的可能性,但总体发生率较低,一般不要求初始用药后的常规肝肾功能监测。而对于肝肾功能不全的患者而言,他们因脏器功能受损,可能影响药物在体内的正常代谢排泄过程,故较易导致不良反应的发生,从而影响临床疗效,因此应在医生指导下慎重用药,并定期监测肝肾功能的变化情况。

Q9 口服降糖药物的常见不良反应有哪些?

答: 口服降糖药物的常见不良反应主要有低血糖,体重增加,胃肠道不适如恶心、呕吐、腹胀、腹泻、排气增多,眩晕、乏力,贫血和皮肤过敏等,具体的不良反应取决于不同种类的药物。药物的不良反应既与药物本身的作用特点有关,也与个人体质有关,对于大多数患者而言,不良反应一般较轻微,或者通过适当的方法可以避免或减轻,但对于一些较敏感患者,由于个人体质因素,药物不良反应可能会较大,发生过敏甚至导致其他严重后果,因此,很多患者药物不良反应不一定会发生,而少部分患者可能很严重,患者在就诊时应主动告知医生既往用药情况,必要时需要咨询药师接受相应指导。

Q10 口服降糖药物治疗中要注意什么?

答: 口服降糖药物治疗除了要选择合适的药物,还需要选择适当的服药时间和方式,遵守医嘱剂量,如须同时服用某些可引起血糖波动的药物,应密切监测血糖,自行购买药品时应注意之前服用药品的规格和剂型,如出现疑似药物不良反应,应及时就医。

Q11 哪种口服降糖药物最好?

答： 各种口服降糖药物的作用机制、服用方法、适宜人群不同,无法单纯地进行疗效比较,因此各有千秋,合适的即是最好的,建议患者一定要在专科医生的指导下选择口服降糖药物,切不可随意购买药物自行服用。

Q12 患者如果忘记了服用口服降糖药物,该怎么办?

答： 由于不同降糖药物的作用机制、用法不尽相同,故不同口服降糖药物及不同发现漏服时间的处理建议不同,详见前文中成人患者用药指导部分。

Q13 如果患者血糖控制好了,能减药或停药吗?

答： 对于糖尿病患者,血糖控制良好是医患共同的治疗目标,血糖一旦达标,且控制平稳,说明目前的药物治疗方案较合适,一般建议维持。当血糖控制达标,但出现低血糖或血糖偏低的情况时,可以根据血糖监测结果,选择性地减少降糖药物的剂量甚至停止使用降糖药物,具体调整方案应在医生指导下进行,不建议随意减药或停药。

Q14 如何保存口服降糖药物?

答： 1)糖尿病患者需要备有一定余量的治疗药物,以免发生无药可用的尴尬情况。

2）不要更换原来的药物包装。有原包装的药品最好放在原包装里，不要因为只剩下最后一粒或一袋就丢弃原包装纸盒，虽然在泡罩板和颗粒剂袋上有生产日期，但是常常会由于不知道有效期的年限而无法判断是否失效。

3）建议定期检查，不要服用过期或形状变化的药物。过期药物一是效果不佳，二可能会产生有毒成分，对人体健康产生潜在危害。

4）药品的保存环境分为两个层面。一个是要放在防潮、防热、遮光的位置（厨房、卫生间不合适）；二是尽量高置，以免发生小孩误服。

Q15　长期服用降糖药会"耐药"吗？如果"耐药"了怎么办？

答： 2型糖尿病本身就是一个不断发展的过程，胰岛素分泌水平会随着年龄及病程逐渐退化，患者对于降糖药的需求也就会越来越大。当糖尿病患者发现降糖药的效果变差时，如果通过自查没有发现饮食、运动控制不佳，药物漏服等方面的因素时，应当及时咨询内分泌医生调整治疗方案。

Q16　为什么不能服用成分不明的所谓"自制降糖药"或保健药？

答： 不少糖尿病患者治病心切，会偏信一些"糖尿病药"的神奇功效。目前，社会上仍经常可以见到游医假药的欺骗宣传，常常使患者的治疗误入歧途。某些"糖尿病药"中很可能偷偷加入了胰岛素促泌剂，患者误服可导致发生低血糖。另一些做广告的保健食品不是"药"，没有治疗作用。如果患者误信广告，用保健食品来"治病"，虽不致发生低血糖，但会耽误治疗时机，同样对患者有害。要仔细查看这些产品有无国家药物批准文号，如果有"国药准字××号"，那就是药品；如果没有，那就是非法的；保健食品只有"食健字××号"。大众媒体广告上的"糖尿病药"，大多不是药，而是保健食品，没有药准字批号。这些保健食品往往以宣扬含糊其词的"糖尿病药"而进入市场。国家规定保健食品不是药，没有治疗作用，不存在疗效。

Q17　为什么二甲双胍是最常用的降糖药物？

答：二甲双胍有着非常悠久的历史，目前国内外糖尿病治疗指南均推荐二甲双胍为一线降糖药物。二甲双胍价格便宜，也是早早被我国医保体系纳入保险范围的药物。二甲双胍降糖疗效肯定，单药治疗低血糖风险极小，可以降低大血管并发症发生的风险，并能降低2型糖尿病并发症发病率及死亡率。此外，二甲双胍能改善胰岛素抵抗，减轻体重，不容易发生低血糖，可以和其他降糖药合用。二甲双胍无肝脏或肾脏毒性，常见腹泻、恶心、呕吐、胃胀、乏力等不良反应，这些不良反应往往见于药物治疗的早期，大多数患者可耐受，随着治疗时间的延长，上述不良反应可能减轻甚至基本消失。糖尿病患者可以根据病情的需要请医生安排合理的治疗。

Q18　为什么妊娠期和哺乳期的糖尿病妇女需要胰岛素治疗？

答：目前，治疗糖尿病的药物主要有口服降糖药物、GLP-1受体激动剂、胰岛素等药物，其中口服降糖药物、GLP-1受体激动剂在妊娠期和哺乳期糖尿病妇女中使用的安全性不佳或不明确,可能会对胎儿产生不良影响,不推荐用于妊娠期和哺乳期糖尿病妇女。胰岛素是体内分泌的降糖物质,用于糖尿病治疗的商品化制剂中,胰岛素的结构与人体自身分泌的结构完全一样,且纯度更高,不会对胎儿产生不良影响,故妊娠期和哺乳期的糖尿病妇女通常要使用胰岛素控制血糖。

Q19 为什么糖尿病患者在手术前后要使用胰岛素治疗?

答: 在疾病、麻醉、手术创伤等应激情况下,糖尿病患者由于内分泌调节的异常会使血糖大幅度波动。患者术前单纯因为担心低血糖而停用或减少胰岛素用量是不恰当的,因为由此可能导致伤口延迟愈合、伤口感染、患者体液和电解质的变化、糖尿病酮症酸中毒或高血糖高渗综合征。出院后胰岛素使用方案及剂量再根据血糖水平及患者饮食情况综合考虑。正常饮食后,餐后胰岛素可恢复并根据食物摄入调整胰岛素剂量。患者手术前后使用胰岛素有利于血糖的动态调整和监测,使血糖达到一个平稳状态,降低术前、术中、术后发生血糖相关并发症的风险。

Q20 为什么有的患者新确诊为 2 型糖尿病,就使用胰岛素?

答: 有许多糖尿病患者发现糖尿病时,尽管是刚刚确诊,但发现时血糖已经很高甚至病情已经持续很长时间了,特别是糖化血红蛋白大于9%,空腹血糖大于11.1毫摩尔/升的患者,此时应用口服降糖药往往效果不佳。如果这个时候用短期胰岛素治疗,可以较好地降低葡萄糖毒性,减少并发症的发生,有利于恢复患者的胰岛素分泌能力,这个治疗是短暂的,经过这样一个短期治疗,再改服口服药物,治疗效果会更好。

Q21 为什么有严重并发症的患者需要胰岛素治疗？

答： 在糖尿病患者身体出现各种慢性并发症时，如伴有严重的器官并发症甚至衰竭，此时使用口服降糖药可能会加重机体器官的负担，因为多数口服降糖药是需要经过肝肾代谢的。但胰岛素既不会损伤肝肾，也不会对胃肠造成负担，非常适合这种情况下的糖尿病患者使用。此外，对于糖尿病患者，控制高血糖可以控制很多并发症进程，如眼底病变或神经病变等，但是大血管并发症（如冠心病、脑血管疾病）的发生风险的避免不能完全靠控制血糖来解决。还要控制好血脂、血压，养成健康的生活方式才行。

Q22 什么是胰岛素泵？什么样的患者适合使用胰岛素泵？

答： 胰岛素泵是一种电脑动力装置，内装有胰岛素，由3个部件组成：胰岛素的泵容器即储药器、一个小型电池驱动的泵、计算机芯片，计算机芯片用于用户准确控制泵释放胰岛素的剂量。这一切封装在塑料盒内，其大小如同寻呼机。泵内的胰岛素通过一根细的软塑料管连接小针，小针扎入皮下组织，24小时不停地向患者体内输注小剂量胰岛素（基础量），进食时输注大剂量胰岛素（餐前大剂量），使人体内的血糖持续处于正常状态而不致上下剧烈波动。因此，像一个简单的"人工胰脏"，又称"持续皮下胰岛素注射"。胰岛素泵使用主要包括短期使用和长期胰岛素泵治疗使用两种情况。

短期胰岛素泵治疗主要适用于：①1型糖尿病患者和住院期间需要长期胰岛素强化治疗的2型糖尿病患者；②需要短期胰岛素强化治疗的新诊断或已诊断的2型糖尿病患者；③2型糖尿病患者伴应激状态；④妊娠糖尿病、糖尿病合并妊娠及糖尿病患者妊娠前准备；⑤糖尿病患者的围手术期血糖控制。

　　长期胰岛素泵治疗适用于大多数长期胰岛素治疗者，以下人群使用获益更多：①1型糖尿病患者。②需要长期胰岛素治疗的2型糖尿病患者，特别是血糖波动大，采用多次胰岛素皮下注射方案，血糖仍无法得到平稳控制者；黎明现象严重导致血糖总体控制不佳者；频发低血糖，尤其是夜间低血糖、无感知低血糖和严重低血糖者；作息时间不规律，不能按时就餐者；不愿接受胰岛素每日多次注射，要求提高生活质量者；胃轻瘫或进食时间长的患者。③需要长期胰岛素替代治疗的其他类型糖尿病（如胰腺切除术后等）。

Q23　每日1次注射长效胰岛素也能良好控制餐后血糖吗？

答：　正常情况下，胰岛素分为基础胰岛素和餐时胰岛素。基础胰岛素控制基础血糖，如空腹、餐前、夜间血糖；餐时胰岛素控制餐后血糖或吃糕点、零食后的血糖。一般情况下仅用基础胰岛素很难达到血糖全面控制，如果只是基础胰岛素分泌不足，那么可以注射一次长效胰岛素来控制一天的血糖；但如果三餐前胰岛素分泌不足，每日只注射1次长效胰岛素则不能控制餐后高血糖的发生，故此时需要根据血糖水平、胰岛功能等至专科医生处调整降糖方案。

Q24　什么样的糖尿病患者需要胰岛素治疗？

答：　糖尿病患者补充胰岛素的指征有以下几项。

　　（1）1型糖尿病：由于1型糖尿病患者的胰岛分泌功能严重受损或完全丧失，必须终身依赖外源性胰岛素治疗。

　　（2）2型糖尿病出现下述情况时，应及时应用胰岛素治疗：

1）发生酮症酸中毒、高血糖高渗状态、乳酸性酸中毒等急性并发症时，均应采用胰岛素治疗，待急性并发症控制后，视情况可考虑恢复原来的治疗方法。

2）在应激状态下，如严重感染、外伤、手术、急性心肌梗死等情况下发生酮症酸中毒者，宜暂时采用胰岛素治疗，直至应激反应消除，病情好转后可酌情停用。

3）合并严重的心、脑、肝、肾、眼、神经的病变和下肢坏疽等病变宜采用胰岛素治疗。

4）经饮食、运动疗法及口服降糖药物治疗而得不到满意控制或治疗失效者。

5）病程较长，胰岛素及C-肽释放曲线低平者。

6）对于糖化血红蛋白≥9.0%或空腹血糖≥11.1 毫摩尔/升伴明显高血糖症状的新诊断2型糖尿病患者可实施短期胰岛素强化治疗。

7）体重明显减轻，伴营养不良、生长发育迟缓、消瘦明显者，宜采用胰岛素治疗，伴有结核病等长期消耗性疾病者需联合抗结核治疗。

（3）特殊类型糖尿病：如垂体性糖尿病、胰源性糖尿病、糖皮质激素所致糖尿病等多须采用胰岛素治疗。

（4）妊娠期及哺乳期糖尿病患者。

Q25 使用胰岛素笔的常见问题有哪些？如何处理？

答： 1）胰岛素笔注射后有药水流出：与胰岛素笔放入冰箱、注射时速度过快或操作过程不规范有关。对策：正在使用的胰岛素笔不用放入冰箱内，室温保存即可，注射时速度要慢，严格按操作规程执行,注射完毕后停留7～8秒,待药滴吸收后拔出胰岛素笔。

2)胰岛素笔注射时注射部位疼痛:与涂抹药水过多、用蘸有消毒水的消毒棉签擦拭针头、注射部位有硬块、未及时更换针头等有关。对策:用乙醇消毒,待干后再注射,注射前不要用消毒棉签擦拭针头,经常更换注射部位,注射前检查注射部位有无硬块,按要求及时更换针头。

3)胰岛素笔芯出现大量气泡或笔杆内出现大量药液:由针头及针杆未拧紧、气体倒流、安装笔芯时操作不当或笔芯有裂纹所致。对策:及时找出原因,并排除笔芯内气体,纠正错误操作方法,及时更换新笔芯并清洗笔杆内药液。

4)注射时胰岛素笔推不动或很难推动:可能原因有针头全部或部分堵塞、笔芯破损或有裂纹、药物粘住推杆、推杆头部有零件破损或药已用完。对策:按要求及时更换针头,注射前先排气,检查笔芯有无破损,及时清洗笔杆,推杆缺零件时应及时更换新的胰岛素笔,检查笔芯,药液用完后及时更换新笔芯。

5)胰岛素笔注射过程中发现笔芯变色或有絮状物;与笔芯可能过期,笔芯保存不当,注射时触破毛细血管,血液倒流至笔芯内有关。对策:安装笔芯前,检查笔、笔芯是否过期,告诉患者保存的方法,如有笔芯变色应及时更换。

6)使用预混胰岛素反复出现低血糖:使用胰岛素笔治疗的糖尿病患者因未充分混匀胰岛素悬液而不能获得正确的胰岛素剂量,可能出现低血糖的危险。如混匀不充分可致胰岛素呈含量不均匀的状态。可出现较大的胰岛素凝块,在首次使用时进入人体。这可能是作为笔芯内胰岛素含量有时降低及使用新的笔芯时易发生低血糖的原因。对策:应经常提醒患者特别是经常出现低血糖反应的患者在使用胰岛素笔前先充分混匀胰岛素,使用时倾倒混摇10次以上,并仔细检查有无凝块的存在。

Q26 糖尿病患者在应用胰岛素治疗中应该注意什么?

答: 1)注意无菌,在进行注射前洗净双手,减少感染或污染的机会。

2)进行注射前先准备好食物,严禁注射胰岛素后外出进餐。

3)对于短效胰岛素应在注射后半小时内进餐,超短效胰岛素在注射后即可进餐。

4)胰岛素类型较多,不同的笔芯安装不同的胰岛素笔,务必熟练掌握,对于已不用的胰岛素或笔应及时处理以免误用。

5)严禁使用胰岛素注射器抽取胰岛素笔芯的药液进行注射。

6)在四肢注射时,避免注射后四肢进行强烈的活动,以防低血糖反应。

7)懂得识别低血糖反应的症状(出汗、饥饿、手抖、头晕、乏力等),如出现上述症状立即进餐或含服巧克力等高糖的食物。

Q27 糖尿病患者忘记注射胰岛素怎么办?

答: 1)忘记注射餐时胰岛素:对于使用餐时胰岛素(超短效胰岛素类似物或短效胰岛素)的患者,可以在餐后立即注射。因为此类胰岛素起效很快,注射后立即发挥降糖作用,对于刚吃上饭或者刚吃完饭的患者可以立刻补用。但是,如果已经吃完饭超过半小时甚至1小时,同时胰岛素的注射剂量又不是很大(8单位以内),就不建议追补了,因为发生低血糖的概率会增高。如果胰岛素的注射剂量比较大,建议监测餐后2小时血糖,如果结果超过16.0毫摩尔/升，则给予1/3的胰岛素剂量（大约4单位）来缓解漏注射导致的餐后血糖增高。

2）忘记注射预混胰岛素：对于早、晚餐前注射预混胰岛素的患者，如果早餐前忘记注射胰岛素，也可以在餐后立刻补充注射，其间要注意监测血糖，必要时加餐；如果想起来时已接近中午，应该检查午餐前的血糖，当超过10.0毫摩尔/升时，可以在午餐前临时注射一次短效人胰岛素或者超短效胰岛素类似物（家里备一支是非常有必要的），切不可把早晚两次预混胰岛素合并成一次在晚餐前注射，因为那样会导致夜间低血糖。

3）忘记注射长效胰岛素：日常注射长效胰岛素的患者（如甘精胰岛素、地特胰岛素）如果忘记注射（如平时在22：00注射），则在想起的时间点补注（如23：00），而今后则每日在后者时间点注射（如23：00），使每两次长效胰岛素注射间隔为24小时，也可当日适当减少剂量，次日再恢复。切勿将两天的胰岛素量叠加起来一次性注射，那是非常危险的。

总之，当患者忘记注射胰岛素时监测血糖是非常重要的，患者可以根据血糖状况和胰岛素作用特点来做些补救措施。当然，我们应尽量将注射胰岛素融入日常生活中，刚开始不习惯时可以用闹钟或家人提醒的方法，将注射胰岛素和吃饭、睡觉一样习以为常，时间长了之后便不容易忘记了。

Q28　糖尿病患者一旦用了胰岛素就必须一直使用吗？

答：　是否使用胰岛素治疗取决于糖尿病患者的病情，也可以说是取决于患者的胰岛β细胞功能状态。1型糖尿病患者由于胰岛细胞大量破坏，胰岛β细胞合成分泌胰岛素绝对不足，这类患者必须终身使用胰岛素。2型糖尿病病情严重患者，高血糖毒性等因素致使胰岛β细胞功能受到严重损伤，从而使血糖升高，高血糖既而又进一步抑制胰岛β细胞分泌胰岛素，形成恶性循环，最终导致胰岛β细胞功能衰竭。此时，这类患者与1型糖尿病患者一样，用胰岛素治疗后一般也不能停用。病史较短的患者和胰岛β细胞虽受到损害，但胰岛功能尚未真正衰竭患者，应该用外源性胰岛素治疗，使血糖降至理想状态并维持一段时间，胰岛β细胞得到休息并可得到不同程度的修复，此时可停用胰岛素治疗，采取口服降糖药物和饮食运动疗法维持，而有些患者不需要口服降糖药，仅靠饮食控制和运动疗法就可使血糖控制在理想水平。另外，2型糖尿病患者平时口服降糖药血糖控制尚平稳，因感染、手术、创伤等应激情况需要临时应用胰岛素时，当应激状况消失病情平稳后，也可以停用胰岛素。

Q29　胰岛素比口服降糖药物好，这种说法对吗？

答： 降糖药物主要包括胰岛素和口服降糖药两大类，这两大类药物并没有好坏之分。糖尿病患者的药物治疗选择是根据患者具体情况决定的。其包括患者糖尿病的病程及年龄，胰岛功能情况，患者的体型是偏瘦还是偏胖，血糖的特点是空腹血糖升高为主、餐后血糖升高为主还是空腹和餐后血糖均明显升高，以及患者饮食特点、生活习惯和慢性并发症等实际情况。1型糖尿病患者由于自身胰岛素分泌能力差，需要终身使用胰岛素治疗。2型糖尿病患者需结合患者自身情况特点决定降糖治疗方案，糖尿病病程较短、胰岛功能尚可、并发症不严重的患者，口服降糖药物较适合，但口服降糖药根据种类不同有不同的作用机制，应结合患者的肝肾功能、血糖特点等自身情况确定选择何种口服降糖药物治疗；糖尿病病程长、口服多种降糖药仍不能控制血糖或有严重并发症的患者,则需要胰岛素治疗。但需要注意的是,降糖药物的选择还需要考虑患者的肝肾功能、合并症的情况及低血糖风险等因素。所以,并非胰岛素比口服降糖药物好,糖尿病患者的药物治疗必须在内分泌科医生的专业指导下进行。

Q30　使用胰岛素后是否就不用服用口服降糖药物了?

答：　目前,国内广泛使用的口服降糖药物有磺脲类、格列奈类、双胍类、α-糖苷酶抑制剂、噻唑烷二酮类、DPP-4抑制剂、SGLT-2抑制剂等这几大类。这几类药物和胰岛素联合使用可产生协同降糖作用。一般来说,1型糖尿病患者除了不宜使用磺脲类和非磺脲类胰岛素促泌剂外,其他口服降糖药物均可与胰岛素联合应用,但不能单独使用。而2型糖尿病患者,除了残存胰岛功能较差的患者不推荐使用胰岛素促泌剂的情况外,几乎全部口服药都可与胰岛素联合治疗。联合用药是为了控制血糖使之稳定,减少单一降糖药物用量过大时可能出现的不良反应。究竟联合使用哪种药物,要根据患者自身的病理生理情况及使用何种类型胰岛素而定。建议患者咨询内分泌科医生,不要自作主张联合用药,以免引起不良后果。当然,用药方案要力求简单,单个药物能够实现治疗目标时没有必要联合用药。

Q31　不同种类胰岛素在组成上有什么不同吗?

答：　胰岛素分类方法多样,根据来源分为动物胰岛素、人胰岛素和人胰岛素类似物；根据起效快慢、活性达峰时间和作用时间长短,可分为超短效胰岛素、短效胰岛素、中效胰岛素、长效胰岛素、预混胰岛素五大类;此处按餐时胰岛素、基础胰岛素、预混胰岛素进行分类,具体如下:

(1)餐时胰岛素:包括短效胰岛素和超短效胰岛素类似物。

1)短效胰岛素:作用强而快、持续时间短,可供皮下、肌内、静脉注射,主要用于控制餐后血糖。其包括普通胰岛素注射液、生物合成人胰岛素注射液和重组人胰岛素注射液。使用方法为餐前半小时皮下注射。

2)超短效胰岛素类似物:起效较短效胰岛素作用快、持续时间较短效胰岛素短,是较为理想的餐时胰岛素,可供皮下注射。其主要用于控制餐后血糖,包括门冬胰岛素、赖脯胰岛素。使用方法为餐前5～15分钟皮下注射。

(2)基础胰岛素:理想的基础胰岛素治疗应该提供持续稳定的基础胰岛素,作用时间要足够长,至少需要12～24小时,包括中效胰岛素、长效胰岛素及其类似物、预混胰岛素。

1)中效胰岛素:起效时间和作用时间较短效胰岛素长,仅能皮下注射,主要用于控制空腹和基础血糖。其包括低精蛋白锌胰岛素,使用方法为睡前皮下注射。但此类胰岛素有峰值,所以血糖控制得不够理想。

2)长效胰岛素及其类似物:此类胰岛素作用时间长,只能皮下注射,不能静脉注射。长效胰岛素包括精蛋白锌胰岛素,长效胰岛素类似物包括甘精胰岛素、地特胰岛素。长效胰岛素类似物即可满足理想基础胰岛素的需求。使用方法为睡前皮下注射。

(3)预混胰岛素:此类胰岛素由短效或超短效胰岛素与中效胰岛素按一定比例预混而成,具有快速降糖且作用时间长的特点,应注意使用前需摇匀呈白色均匀的混悬液。

1）预混胰岛素包括精蛋白生物合成人胰岛素注射液（预混30R）（含短效成分占30%、中效成分占70%）、精蛋白生物合成人胰岛素注射液（预混50R）（含短效成分和中效成分各占50%），使用方法为早、晚餐前半小时皮下注射。

2）预混胰岛素类似物包括门冬胰岛素30注射液（含超短效成分占30%、中效成分占70%）、精蛋白锌重组赖脯胰岛素混合注射液（25R）（含超短效成分占25%、中效成分占75%）等，使用方法为早、中、晚餐前5～15分钟皮下注射，或早、晚餐前5～15分钟皮下注射。根据患者具体情况决定每日注射次数。

Q32 如何保存胰岛素？

答： 尚未使用的胰岛素产品储存时的推荐温度是2～8℃，正在使用的胰岛素产品应在室温下（不超过25℃/30℃）保存。在存储的任何时候都应避免冷冻。因此，在冰箱中存储时应注意冰箱的实际温度情况，同时避免放置在冰箱后部（离冷冻层较近的位置）。冷冻过的胰岛素绝对禁止继续使用。正在使用的胰岛素产品应在室温下（不超过25℃/30℃）保存，不需要放入冰箱。温度过高会影响胰岛素的稳定性和有效性。高温时，胰岛素因蛋白质发生变性，可能形成某些结晶、沉淀或丝状纤维。因此，患者在每次使用前用肉眼进行检查是有必要的，如果发现外观异常则应停止使用。室温高于25℃时，建议应用冰袋或保温瓶等装置进行保存。无论是未使用的胰岛素产品还是正在使用的胰岛素产品，超出有效期或使用期限不明，切勿使用。

Q33 如何选择和使用胰岛素制剂,能否换用?

答: (1)1型糖尿病患者:在发病时就需要胰岛素治疗,且需要终身胰岛素替代治疗。基础加餐时胰岛素治疗是1型糖尿病的首选治疗方案,包括每日多次注射胰岛素和持续皮下胰岛素输注。

1)每日多次注射胰岛素:基础胰岛素可通过中效胰岛素、长效胰岛素或长效胰岛素类似物给予,餐时胰岛素可通过短效胰岛素或超短效胰岛素类似物给予。与中效胰岛素相比,长效胰岛素类似物空腹血糖控制得更好,夜间低血糖发生风险更低。

2)持续皮下胰岛素输注:采用人工智能控制的胰岛素输入装置,持续地皮下输注超短效胰岛素类似物以提供基础和餐时胰岛素,可模拟生理性胰岛素分泌模式。

(2)2型糖尿病患者:当存在以下情况时,2型糖尿病患者可启动胰岛素治疗。①新发2型糖尿病患者如有明显的高血糖症状、发生酮症或酮症酸中毒,可首选胰岛素治疗;②2型糖尿病患者在生活方式和口服降糖药联合治疗的基础上,若血糖仍未达到控制目标,即可开始口服降糖药和胰岛素的联合治疗;③当经过较大剂量多种口服药物联合治疗后仍有糖化血红蛋白>7.0%时,可考虑启动胰岛素治疗;④在糖尿病病程中出现无明显诱因的体重显著下降时,应该尽早使用胰岛素治疗。

根据患者具体情况,可选用基础胰岛素或预混胰岛素起始胰岛素治疗。

1)起始治疗中基础胰岛素的使用:继续口服降糖药治疗,联合中效人胰岛素或长效胰岛素类似物睡前注射液,不必停用胰岛素促泌剂。起始剂量为0.2单位/(千克·天)。

2）起始治疗中预混胰岛素的使用：包括预混胰岛素和预混胰岛素类似物。根据血糖水平，患者可选择每日1～2次的注射方案。当使用每日2次注射方案时，应停用胰岛素促泌剂。

3）短期胰岛素强化治疗：包括基础加餐时胰岛素治疗方案（每日多次注射胰岛素或持续皮下胰岛素输注）或预混胰岛素每日注射2或3次的方案。

（3）持续皮下胰岛素输注和每日多次注射胰岛素方案间可以相互转化：持续皮下胰岛素输注改为每日多次注射胰岛素方案时需加10%～20%的剂量；由每日多次注射胰岛素转换为持续皮下胰岛素输注方案时，每日多次注射胰岛素方案的患者1天胰岛素总量（单位）=用泵前胰岛素用量（单位）×（70%～100%）。

Q34　胰岛素过敏怎么办？

答： 目前使用的商品化人胰岛素的结构与人体自身分泌的胰岛素结构完全一致，少量胰岛素类似物的结构有很小的变化，对胰岛素本身过敏的可能性很小，通常是对胰岛素制剂中的辅料过敏，如鱼精蛋白、酚类物质等。所以，一旦怀疑出现胰岛素过敏，且必须使用胰岛素治疗的患者，我们通常可换用不同厂家的胰岛素、胰岛素类似物或换为人胰岛素等，若仍出现过敏，可行持续小剂量胰岛素泵进行脱敏治疗。

Q35　注射胰岛素出现皮下结节怎么办？

答： 这些反应多见于胰岛素局部过敏反应或者胰岛素注射不规范的情况，包括：①胰岛素的局部反应常发生在使用动物胰岛素的患者，使用人胰岛素的发生率非常低，所以有以上情况的患者可以改用人胰岛素治疗。②许多患者的注射操作不规范，长期在身体同一部位进行多次注射，造成皮下脂肪增生、硬结，可通过轮换注射部位来改善。人体适合注射胰岛素的部位是腹部、手臂前外侧、大腿前外侧和臀部外上1/4。为了"合理规划"注射部位，患者最好将身体上可注射的部位划许多线条，每条线上可注射4～7次，两次注射点相隔距离最好是2厘米。

Q36 注射胰岛素发生皮下脂肪萎缩怎么办？

答： 皮下脂肪萎缩是胰岛素少见的不良反应。一旦发生皮下脂肪萎缩，可以采取以下措施：①更换注射部位避开已经萎缩的皮肤组织，并且应每日变换注射部位，使用室温的胰岛素注射。②对于萎缩的皮肤组织可以进行局部理疗。③目前，皮下脂肪萎缩的反应多见于动物胰岛素的使用者，因此出现反应可改用高纯度的人胰岛素制剂。

Q37 胰岛素与胰岛素类似物有何不同？

答： 胰岛素类似物是一种新型的胰岛素，它们是通过DNA重组技术而产生的，与人胰岛素结构只有很小的差别。胰岛素类似物与人胰岛素控制血糖的能力相似，但在模拟生理性胰岛素分泌和减少低血糖发生风险方面胰岛素类似物优于人胰岛素。

Q38 为什么有些胰岛素使用前需要混匀？如何混匀？

答： 低精蛋白锌胰岛素和预混胰岛素为云雾状的混悬液，在注射前须摇晃混匀，若混匀不充分易造成胰岛素注射浓度不稳定,吸收不稳定,导致给药剂量不当,不利于血糖的平稳控制。正确的胰岛素混匀的方法非常重要:①推荐在室温下5秒内双手水平滚动胰岛素笔芯10次,然后10秒内上下翻转10次,滚动是指在手掌之间的水平旋转,翻转是指将注射笔或笔芯上下充分颠倒;②每次滚动和翻转后,肉眼检查确认胰岛素混悬液是否充分混匀,如果笔芯中仍然有晶状物存在,则重复操作;③应当避免剧烈摇晃,因为这会产生气泡,从而降低给药的准确性。

注射前立即摇晃(倾斜或翻转)20次才能将低精蛋白锌胰岛素充分混匀。混匀低精蛋白锌胰岛素所需的摇晃次数因生产厂家而异。笔芯内弹珠最重、数量最多的(3颗)需摇晃次数较少,若笔芯里面只有一两颗较轻的玻璃弹珠时,则需要摇晃更多次数。如果混匀不充分,低精蛋白锌胰岛素疗效将远低于预期。所有笔芯按照说明书使用时,即摇晃20次,均性能良好。但并非所有胰岛素混匀都是这样。例如,50%和70%预混门冬胰岛素混悬液所需的混合时间可能比上述步骤更长。

Q39 有什么新型的胰岛素制剂?

答: 对于注射胰岛素,一些糖尿病患者不仅承受着身体上的痛苦,也面临一定的心理恐惧。正因如此,越来越多的研究者致力于新型胰岛素制剂的研发,新型胰岛素制剂包括:①口服胰岛素制剂,通过对胰岛素加以保护及促进吸收,制成可以口服的胰岛素;②吸入型胰岛素制剂,将胰岛素粉末化或雾化,随呼吸经气管吸入肺部;③其他类型胰岛素制剂,如通过敷贴器将药物经皮肤输入体内的经皮递药系统等。另外,现有胰岛素制剂还可通过无针注射系统,利用高速气流使胰岛素穿透皮肤,实现不用针头的皮下注射。当然,虽然有胰岛素非注射制剂的研究报道,但安全性、有效性还有待进一步验证,仍处于尚未上市或未在临床大规模使用。因此,目前胰岛素的使用仍然要以皮下注射为主,相信在不久的将来,不用注射的胰岛素将造福于广大糖尿病患者。

Q40 预混胰岛素在糖尿病治疗中有哪些优缺点?

答: 预混胰岛素的优点是使用方便、注射次数相对少,相对于使用每日2次的正规胰岛素与精蛋白锌胰岛素混合的方案可以减少注射时混合可能造成的剂量不准确及避免相对较复杂的操作。缺点是这种胰岛素由于是预混的,只有有限的混合方案,对于一些比较特殊的混合要求难以达到,而且预混胰岛素一般很难有效控制全天血糖,易出现中餐后血糖偏高或夜间血糖偏低,多需要与口服降糖药物联用。

Q41 儿童和青少年糖尿病治疗,与成人有不同吗?

答: 1型糖尿病和2型糖尿病的儿童和青少年,饮食、运动及药物治疗方面与成人均有所不同。

(1)1型糖尿病的青少年儿童:①饮食治疗需要控制总热量,但同时要保证儿童及青少年正常生长发育的需要。②均衡饮食,保证足够营养,特别是蛋白质的供给,应避免高糖高脂食物。③定时定量,可一日3次主餐和3次加餐。④药物治疗,儿童和青少年1型糖尿病患者一经确诊常需终身使用胰岛素治疗。每个患儿的自身情况不同,因此胰岛素的治疗需要个体化。⑤每个年龄段的儿童血糖控制的目标值不同。

(2)2型糖尿病的儿童和青少年:①饮食控制的目的是维持标

准体重、矫正已发生的代谢紊乱、减轻胰岛细胞的负担。肥胖儿童和青少年2型糖尿病患者宜使体重逐渐减至标准体重且因人而异。②药物治疗，儿童和青少年2型糖尿病患者，原则上可先用饮食、运动治疗，观察2～3个月，若血糖仍未达标者，可使用口服降糖药或胰岛素治疗。药物的选择及应用基本上与成年人相同。但二甲双胍是唯一经过批准可用于10岁以上儿童患者的口服降糖药物。在多数情况下，特别对于超重或肥胖的患者，二甲双胍可作为首选药物。③控制目标，保持正常生长发育，避免肥胖或超重，在避免低血糖的前提下，空腹血糖＜7.0毫摩尔/升，糖化血红蛋白尽可能控制在7.0％以下。

Q42　什么是糖尿病的个体化治疗？

答：糖尿病患者的个体化治疗是指根据患者的实际情况，包括年龄、身高、体重、生化检查、胰岛功能、临床并发症和合并症等特点，医生会为不同的患者制订出不同的且适合自身病情的治疗方案，包括饮食、运动等生活方式干预和个体化的用药指导。

Q43　这么多种的降糖药物，该如何选择呢？

答：客观地讲，没有哪种降糖药物是十全十美、对所有糖尿病患者都堪称最好的。糖尿病患者用药应主张个体化，适合自己病情的就是最好的。例如，肥胖患者应首选双胍类药物；偏瘦患者可选胰岛素促泌剂；如果患者是以餐后血糖升高为主，可选择阿卡波糖或瑞格列奈；伴有轻度肾功能不全的糖尿病患者可考虑选择肾脏影响较小的药物，如格列喹酮或格列奈类，他们通过消化道排泄。再如，降糖作用强的药物发生低血糖的风险也较大，而不易导致低血糖的药物的降糖效果往往偏弱。为了减少低血糖的风险,老年人不宜选用格列本脲、消渴丸(内含格列本脲)等长效、强力降糖药。

Q44 如何防治口服降糖药或胰岛素治疗后的低血糖反应?

答: 正常人血糖浓度低于2.8毫摩尔/升(50毫克/天)、糖尿病患者血糖低于3.9毫摩尔/升时就被视为低血糖。低血糖是糖尿病患者口服降糖药或胰岛素治疗的常见不良反应。低血糖是可以避免发生的,主要防范措施如下:

(1)熟悉各类降糖药物的作用强度、持续时间,尤其是胰岛素的使用方法。

(2)血糖控制不理想时,应在医生指导下逐渐增加胰岛素或口服降糖药的用量,切勿急于求成,在短时间内大量增加药物剂量。血糖控制良好,特别是已完全降至正常水平或正常低值时,应酌情减少药物剂量。

(3)注意保持饮食量和口服降糖药、胰岛素用量之间的相对平衡关系。当饮食量有增减时,口服降糖药及胰岛素亦应做相应的增减,切忌在饮食减少的情况下药物剂量仍然不变。

(4)经常监测血糖并记录,当工作、生活条件变化或有感染、应激、饮食变动时,更应密切监测血糖,以便及时调整治疗方案。

(5)糖尿病患者都要经常随身携带一些糖果、饼干,床边亦应备有,最好是准备葡萄糖,以便及时纠正发生的低血糖。

(6)糖尿病患者及其家属要了解并掌握低血糖的一些基本知识,了解低血糖的症状和处理方法,以便遇到低血糖时能够及时处理。

一旦发生低血糖应尽快进行处理,切勿拖延。大多数患者可通过进食而很快纠正,因此糖尿病患者应随身携带含糖食物以备自救。

如果只是低血糖,患者神志清醒,可以吃15～20克糖类食品,如几粒糖果、几块饼干或喝半杯糖水,最好是葡萄糖,可以达到迅速纠正低血糖的效果;低血糖后意识不清者,就不要给其喂食物,应立即送医院。

Q45　家属在糖尿病患者的治疗中能发挥什么作用?

答: 糖尿病患者的家属对患者的关心帮助、同情和鼓励是患者长期与糖尿病做斗争不可缺少的一部分,也是战胜疾病的重要条件之一。同时,与糖尿病患者有血缘关系的家属也是糖尿病高危人群,要做到以下方面:

(1)学习有关糖尿病的基本知识,鼓励患者加强信心,配合医生治疗。

(2)在饮食方面密切配合,低盐低脂不加糖,符合医生要求;丰富多样,符合患者的口味。

(3)提醒患者做适当的运动或体力活动,并注意运动时的安全。

(4)提醒患者按时服药,必要时协助注射胰岛素。

(5)提醒或督促患者定期去医院检查复诊。

(6)知晓低血糖的症状和应急处理,一旦发生,及时采取措施。

(7)细心观察患者的食欲、精神状态,判断病情好坏。

(8)督促患者注意并发症的出现,并及时到医院就诊。

(9)鼓励患者戒烟、戒酒。

Q46　糖尿病患者能否使用葡萄糖注射液?

答: 糖尿病患者并非完全不能使用葡萄糖,只是不能过量。临床常用的一瓶250毫升5%葡萄糖注射液,含糖量只有

12.5克,而成人一顿正常饮食中,如100克大米(按75%转化为糖)大概相当于75克葡萄糖,因此5%葡萄糖注射液250毫升仅相当于一碗米饭含糖量的1/6,所以少量葡萄糖注射液的使用对糖尿病影响不大。但由于葡萄糖升血糖较快,易产生血糖高峰,临床一般会尽量避免使用。特殊情况下,如一些注射药物的配伍或因钠盐摄入限制,糖尿病患者需使用葡萄糖注射液作为药物溶媒,条件许可时还会在葡萄糖中加入适量胰岛素,在计算葡萄糖的用量并监测血糖变化的情况下一般较为安全,患者不必过于担心,而且如果糖尿病患者出现饮食不足,不能维持每天所需的能量时,也可输注葡萄糖。因此,必要时输注葡萄糖并不是糖尿病患者的禁忌。

Q47　糖尿病患者发生血脂异常有哪些治疗措施?

答：糖尿病患者发生血脂异常的治疗措施包括生活方式干预、严格控制高血糖和使用调脂药物三方面。尽管少数患者通过生活方式干预可使血脂降至正常,但大部分患者需同时给予调脂药物治疗。

生活方式干预包括低脂肪、低热量饮食,适度的运动,减轻体重,戒烟忌酒,避免精神过度紧张等。改变饮食和适量运动可使胆固醇降低4%～13%。

严格控制高血糖可改善血脂异常,如控制高血糖可使三酰甘油下降15%～20%,低密度脂蛋白胆固醇下降5%～10%。此外,有些降糖药物(如二甲双胍等)本身兼有一定的调脂作用。

调脂药物治疗需要根据血脂异常的类型,并结合各类调脂药物的作用特点来选择。高胆固醇(总胆固醇、低密度脂蛋白胆固醇)血症患者主要选用他汀类药物,高三酰甘油血症患者主要选用贝特类药物；注意复查血脂，必要时调整用药。合并有心脑血管并发症患者的血脂水平（尤其总胆固醇及低密度脂蛋白胆固醇）控制目标应更为严格。

Q48 糖尿病合并高血压时应如何选药？

答： 高血压合并糖尿病患者首选血管紧张素转化酶抑制剂或血管紧张素Ⅱ受体阻滞剂，此类药物有一定减少尿蛋白、保护肾脏等作用。但使用前需评估肾功能情况，使用后需监测肾功能及血钾。需联合用药时，应当以其中一种为基础，钙拮抗剂（如硝苯地平、氨氯地平）、利尿剂（如呋塞米、氢氯噻嗪）、β 受体阻滞剂（如美托洛尔）可作为次选药物。钙拮抗剂中的硝苯地平等可对抗动脉硬化，这类药物使用控释片等长效制剂效果更佳，降压更平稳。利尿剂和 β 受体阻滞剂宜小剂量使用，如氢氯噻嗪日剂量不超过 $12.5 \sim 25$ 毫克，以避免对血脂和血糖造成不利影响；反复发生低血糖的糖尿病患者慎用 β 受体阻滞剂，以免掩盖低血糖症状。

Q49 糖皮质激素会诱发糖尿病吗？

答： 糖皮质激素如泼尼松、地塞米松、甲泼尼龙等具有升血糖作用，长期大剂量应用可能引起血糖升高甚至发生糖尿病，而短期、较小剂量使用，对血糖的影响有限，但具体影响因人而异。一些患者可能开始处于糖尿病前期，使用糖皮质激素后加重胰岛 β 细胞负担，从而加速了糖尿病的发生；另一些患者使用糖皮质激素后可能出现血糖升高，但停用糖皮质激素后血糖可能会恢复正常。对于使用糖皮质激素治疗的患者，建议监测血糖，能局部应用（如呼吸道吸入剂、皮肤外用剂等）的尽量避免口服或静脉应用，以减少对血糖的影响。患者使用糖皮质激素治疗需要到正规医疗机构就诊,在医生及药师指导下,该用则用,并定期复查评估,及时调整剂量,将其对血糖的影响降至最低,对于导致血糖升高或导致糖尿病的患者,及时进行干预甚至应用降糖药物治疗。糖皮质激素切不可自行滥用,并拒绝非正规的医疗机构或药店提供的"偏方""秘方",要警惕其中的不明成分,因其可能含有激素类药物。

Q50 GLP-1受体激动剂可以减肥吗?

答： GLP-1受体激动剂(如艾塞那肽、利拉鲁肽)在具有降低血糖作用的同时,还可延缓胃排空、抑制摄食中枢,达到减少进食量、减轻胰岛素抵抗、改善胰岛素敏感性、在降血糖的同时降低体重的作用。2型糖尿病伴肥胖的患者可考虑使用此类药物,对于没有糖尿病的肥胖患者,我国药品管理部门目前尚未批准此类药物用于其减肥治疗的适应证,但相应品种正在研究中。

Q51 阿卡波糖使用期间出现低血糖应如何处理?

答： 食物中的葡萄糖、果糖等单糖可被人体直接吸收利用,其他如双糖、寡糖、多糖等碳水化合物,需要在肠道中经消化降解,变成单糖才能吸收,阿卡波糖抑制肠道中食物降解为单糖,因此阿卡波糖引起的低血糖患者若食用饼干等含多糖食物,并不能很快的缓解低血糖;而普通糖果中主要成分可能为果糖,虽为单糖,但并不是低血糖时人体所急需的葡萄糖。所以,在服用阿卡波糖过程中出现低血糖时,应尽快口服葡萄糖缓解,服用阿卡波糖的患者,身边应常备葡萄糖或者蜂蜜等富含单糖的食物,一旦出现低血糖应尽快服用以缓解低血糖。单用阿卡波糖的患者一般很少出现低血糖。

Q52 阿卡波糖为什么要与第一口主食嚼碎同时服用?

答： 阿卡波糖主要在肠道发挥作用,可延缓碳水化合物的降解和吸收,因此应与富含碳水化合物的主食同时嚼碎服用。阿卡波糖特别适用于进食过多碳水化合物且餐后血糖容易高的患者。阿卡波糖由于主要在肠道起作用,能竞争性地抑制碳水化合物的吸收而发挥降糖作用,因此空腹服用该药是无效的。该药可以与食物充分混合,从而更好地发挥降低血糖的作用。

Q53 保健品能代替降糖药物吗?

答： 保健品不能替代降糖药物,目前用于治疗糖尿病的药物均为经过国家药品管理部门审核后上市的,安全性、有效性有较高的保障,而保健品通常不具有治疗疾病的作用,且部分保健品中可能会掺杂药物成分,剂量不好把握,服用不当可能会产生严重的不良反应。国家明确规定,保健品是不以治疗疾病为目的的食品,只具有某些保健功能,并没有治疗作用,不能作为降糖药物来吃。因此,患者一旦诊断为糖尿病后,应在专业医生的指导下,坚持服用药物治疗,服用保健品时也应征求专业医生的建议,不可擅自服用,以避免严重不良反应的发生给患者的身体造成伤害。

Q54 有些降糖药当地医院买不到,可以自行更换为其他降糖药吗?

答： 不建议患者自行更换降糖药。口服降糖药物种类繁多,每种不同的药物有着不同的作用机制和不良反应,降糖效果也不同。所以,每个患者适合的治疗药物也不尽相同,需要根据每个患者的具体情况采取个体化治疗。一般说来,药物的使用需要达到有效剂量和一定时间后才能充分发挥药效。例如，胰岛素增敏剂需要服用1个月以上才会达到最大的降糖效果。如果自行换药，可能会导致血糖波动，因而达不到治疗效果。不建议患者自行更换，因为不同厂家的同种药品即使名称相同，但药品制剂技术、每粒药中所含有的药量等方面也可能不同，因此用药方法可能并不相同。如果确实买不到相同的降糖药，需要咨询医生或药师更换降糖药，并定期复查，直至血糖值达标。

Q55 降糖药物导致的低血糖有哪些症状？

答： 降糖药物可能导致血糖过低，引起低血糖不适甚至生命危险，也是血糖达标的主要障碍，及时发现和识别低血糖非常重要。低血糖发生时，轻者可出现心悸、冷汗、手抖、焦虑、面色苍白、饥饿感等症状，重者可出现神志改变、认知障碍、抽搐或者昏迷等症状。老年患者发生低血糖时可能出现行为异常或者其他非典型症状。部分患者经常发生低血糖，或伴有神经功能损伤，会影响机体对低血糖的反应调节，增加了发生严重低血糖的风险，甚至出现无征兆的低血糖昏迷。虽不能仅凭症状或感觉判断低血糖，但出现以上不适需要引起重视，及时就诊明确原因。

Q56 都是糖尿病，为什么不同患者的药物治疗方案不一样？

答： 每位患者在诊断为糖尿病时，糖尿病的类型不尽相同，血糖的升高程度也不尽相同，在选择降糖药物时还要考虑患者是否有糖尿病慢性并发症、是否合并其他疾病及患者用药依从性等情况，因此不同患者的降糖方案不尽相同，除了将血糖控制达标外，还要实现综合控制。

Q57 儿童糖尿病患者如何选择降糖药物？

答： 儿童糖尿病通常为1型糖尿病，但是随着生活水平不断提高，2型糖尿病在儿童中的发病率逐渐上升。目前，儿童糖尿病通常在饮食、运动治疗的基础上，首先选择胰岛素治疗，10岁以上儿童还可使用二甲双胍治疗，其他口服降糖药物目前还没有充分的证据证明可应用于儿童。

Q58 二甲双胍服用后出现了恶心、食欲缺乏等不良反应，为什么医生仍建议继续使用呢？

答： 消化道不适，如恶心、食欲缺乏、腹泻等是二甲双胍常见的不良反应，常随时间推延而消失，并且可通过餐中服药或减少二甲双胍的初始剂量来减轻。目前许多国家（包括中国）和国际组织制定的糖尿病相关指南中均推荐将二甲双胍作为2型糖尿病患者控制高血糖的一线用药和药物联合中的基础用药。1型糖尿病患者亦可使用。二甲双胍单独应用时不易引起低血糖。故医生及药师多建议患者在可以耐受且适合患者病情的情况下应坚持使用。

Q59 二甲双胍品种多，二甲双胍片、二甲双胍肠溶片、二甲双胍缓释片服药时间有区别吗？

答： 二甲双胍片、二甲双胍肠溶片、二甲双胍缓释片属于同一种药物的不同剂型，就像同样的馅做成饺子或者馄饨。这些不同剂型的主要区别在于服用后药物在体内释放方式不同。二甲双胍片在胃内就可以开始发挥药效，为避免或减轻可能发生的胃肠道不适症状，建议患者在餐时或餐后服药。二甲双胍肠溶片从胃排空到肠道后开始发挥药效，以减轻二甲双胍对胃的刺激，建议患者在餐前给药。二甲双胍缓释片，顾名思义可缓慢释放药效发挥作用，其药效持续时间长，如一天一次给药，建议在晚餐时或餐后服用，以减少给药后的胃肠道反应。

Q60 二甲双胍使用过程中应注意哪些问题？糖尿病患者都适合使用吗？

答： 单独使用二甲双胍一般不导致低血糖，但二甲双胍与胰岛素或胰岛素促泌剂联合使用时可增加低血糖发生的风险。二甲双胍的主要不良反应为胃肠道反应。从小剂量开始并逐渐加量是减少其不良反应的有效方法。二甲双胍禁用于严重肾功能不全[血肌酐水平男性>132.6微摩尔/升(1.5毫克/天)、女性>123.8微摩尔/升(1.4毫克/天)或eGFR＜45毫升/(分钟·1.73平方米)]、肝功能不全、严重感染、缺氧或接受大手术的患者。正在服用二甲双胍者当eGFR在45～59毫升/(分钟·1.73平方米)时不需要停用，可以适当减量继续使用。造影检查如使用碘化剂时，应暂时停用二甲双胍。长期使用二甲双胍者应注意维生素B_{12}缺乏的可能性。

Q61 糖尿病患者妊娠后需要调整降糖方案吗？

答： 糖尿病患者在妊娠后，应及时就诊，根据专科临床医生建议调整降糖方案。一般妊娠前使用口服降糖药物的患者，因口服降糖药物可能对胎儿发育产生不良影响，建议停用所有口服降糖药物，改用胰岛素治疗。妊娠前使用预混胰岛素治疗的患者，由于妊娠期胰岛素抵抗可导致患者餐后血糖升高更为显著，因此预混胰岛素应用存在局限性，推荐患者三餐前短效/超短效胰岛素＋睡前中效人胰岛素/长效胰岛素治疗。

Q62　妊娠期妇女可以使用二甲双胍控制血糖吗？

答：　目前,国外多项二甲双胍妊娠期应用的疗效及安全性研究显示,使用二甲双胍在控制餐后血糖、减少妊娠期妇女体重增加及新生儿严重低血糖的发生方面有一定益处。但是,由于我国尚未批准二甲双胍可于妊娠期使用,且口服降糖药物用于妊娠糖尿病仍缺乏长期安全性的数据,故暂不建议妊娠期服用二甲双胍。生活方式干预＋二甲双胍即可控制血糖的育龄期2型糖尿病患者,以及胰岛素抵抗严重应用二甲双胍诱导排卵的多囊卵巢综合征患者,可在服用二甲双胍的基础上妊娠,妊娠后停用二甲双胍。如妊娠期有特殊原因需要继续服用二甲双胍的患者,应在充分了解妊娠期使用二甲双胍利弊的前提下,在胰岛素基础上加用二甲双胍。

Q63　糖尿病患者在哺乳期间可以使用口服降糖药物吗？

答：　糖尿病患者在哺乳期间的药物治疗比较特殊,不宜使用口服降糖药物,因为口服降糖药物能进入乳汁,易引起婴儿低血糖,不利于婴儿健康成长。糖尿病患者产后哺乳和妊娠期间一样,仍需用胰岛素来控制血糖。

Q64　肝肾功能轻度损害时能否使用口服降糖药物？

答：　肝肾功能轻度损害的患者建议在专科医生或临床药师指导下选用口服降糖药物。需要根据患者肝肾功能损害的严重程度、损害的病因等因素来选择合适的药物,一般情况下轻度肝肾功能损害还是选择某些特定的口服降糖药物。

Q65 磺胺类药物过敏的人,为什么不宜使用磺脲类降糖药物?

答: 磺胺类药物与磺脲类降糖药物,两者功效不同,前者为抗菌药物,后者为降糖药物。但两者化学结构相似,存在交叉过敏性,即对前者过敏的患者,对后者也可能过敏,故磺脲类降糖药物说明书中注明,对磺胺类药物过敏者禁用。

Q66 降糖药的药品说明书中有好多可怕的不良反应,患者不想用药,想通过少吃饭、多运动来降糖可以吗?

答: 经常有糖尿病患者,在看了药品说明书上列举的种种药不良反应之后,擅自把药物减量甚至停掉,从而造成了血糖的明显升高。一般来说,某个药物的不良反应并非在每个患者身上都会发生,即使出现,其严重程度也并不相同。患者应该正确看待降糖药物的不良反应,对药物有疑问或服药后出现不良反应时,应该及时与医生或药师沟通,不要随便听信非专业人士的"建议"擅自停药、换药。生活方式干预是糖尿病治疗的基础,无论是否使用降糖药,都需要进行饮食控制、适当运动,生活方式干预与药物治疗都是糖尿病治疗"五驾马车"中的重要组成部分,不能互相替代。医生往往是在病情评估后,认为患者单纯通过饮食控制和运动,血糖无法达到控制目标,才使用药物降糖治疗,患者需要丢掉幻想,尽早在专业人员指导下进行科学的治疗。

Q67 降糖药服用后有胃肠道不适,是不是损伤了胃肠道?

答: 一些患者使用降糖药后出现消化道反应不适,由于恐惧药物"伤胃"而自行停药,其实大可不必。消化道反应是降糖药常见的不良反应,很多时候并不是患者胃肠道受到损伤,如二甲双胍所致的上腹不适、恶心、呕吐、腹泻、食欲减退等消化道反应,这些不良反应的发生往往见于药物治疗的早期,大多数患者可耐受,随着治疗时间的延长,上述不良反应可基本消失;GLP-1受体激动剂抑制患者胃排空、降低食欲、增加患者饱腹感导致患者胃肠不适,这些不适反应常发生在用药初期,患者在使用过程中可逐渐耐受;阿卡波糖可能导致胃肠胀气,一般也会随治疗时间延长逐渐减轻,多能耐受。虽然很多降糖药对胃并没有伤害,但患者出现消化道不适时应及时就诊,以排除其他病因导致的消化道不适。

Q68 糖尿病患者降糖药漏服后,想起来时立即补上可以吗?

答: 糖尿病患者有效控制血糖的基本要求是长期定时、定量、规律地服用降糖药。糖尿病患者可能身患多种疾病,每日服用药物较多,同时每种药物的服用方法也不尽相同,所以很容易出现漏服降糖药的情况,不同降糖药物漏服的补救方法不尽相同,具体漏服后的补救方法可以参见本书药物治疗的用药指导章节。

Q69 降糖药物什么时间服用都行吗?

答: 口服降糖药物品种繁多,服用时间也不尽相同。作用时间较长的降糖药物如胰岛素增敏剂罗格列酮、DPP-4抑制剂西格列汀在早餐前服用效果更佳;胰岛素促泌剂如磺脲类降糖药物普通片剂必须在饭前30分钟服用,因为此类药物一般半小时左右起效,而降糖作用的高峰一般在服药后2～3小时;格列奈类降糖药物降糖作用时间较短,餐前半小时或进餐后服用可引起低血糖,故应在餐前5～20分钟服用;α-糖苷酶抑制剂阿卡波糖需要与第一口饭同时嚼服,否则作用效果欠佳;双胍类降糖药物为避免对胃肠道的刺激作用可饭后服用。

Q70 降糖药中的进口药、贵药、新药,是不是都比国产药、便宜药、老药好?

答: 降糖药物已成为药物研发的热点,有部分糖尿病患者追捧新药,感觉进口药、贵药、新药,比国产药、便宜药、老药好。其实糖尿病患者要从降糖药物的有效性(疗效如何)、安全性(副作用的大小)、经济性(价格是否合理)、适用性(是否适合自己、是否方便)来综合评价是否适合。而不是一味地推崇进口药、贵药、新药,更不能一味地排斥国产药、便宜药、老药。

Q71 据说达格列净等SGLT–2抑制剂降糖作用独特,是否人人适合?

答: 达格列净等SGLT-2抑制剂是一类相对较新的口服降糖药,SGLT-2抑制剂通过抑制肾脏葡萄糖重吸收从而促进葡萄糖从尿中排泄而发挥作用,目前不适用于1型糖尿病或糖尿病酮症酸中毒患者。对药物过敏、重度肾功能损害、晚期肾病及透析患者禁用。SGLT-2抑制剂的主要安全问题之一是尿液中葡萄糖水平高、尿路感染风险增加。糖尿病患者服用该药时注意尿路感染症状和体征。例如,小便时有灼痛感、尿频、尿急等症状;发热、血尿、腹部和腰背部疼痛。糖尿病患者发现上述症状时应当及时就诊,既往有生殖器霉菌感染史的患者需慎用。

Q72 口服降糖药一直在用,为什么血糖控制渐渐变差了?

答: 目前的口服降糖药,尤其是磺脲类降糖药物,糖尿病患者服用时可出现初始治疗时反应良好,但经过数月或数年后疗效减弱或消失,即使加至最大剂量,血糖仍然得不到理想控制。即所谓的磺脲类降糖药物的"继发失效"。这主要是由于糖尿病患者服用磺脲类降糖药物对胰岛 β 细胞的长期刺激,会导致胰岛的敏感性降低从而会使胰岛素的分泌逐渐下降,加之外周组织对胰岛素抵抗不能有效缓解。因此,对于直接依赖胰岛 β 细胞功能起作用的磺脲类降糖药物,促使胰岛素分泌的反应便会越来越差,这就造成了口服降糖药效果越来越差的常见现象。此外,患者饮食控制不严、运动太少、经常腹泻导致药物吸收不良、药物使用方法不当、存在应激因素(如感染等)或同时使用对胰岛素有拮抗作用的药物等因素,亦可导致药物疗效变差。

　　延缓或避免口服降糖药治疗效果越来越差,有效的办法是患者必须做到早诊断、早治疗,把血糖长期控制在理想水平,从而延缓胰岛功能的衰竭。选用不同作用机制的降糖药物联用,也可达到作用互补、疗效增强的效果。由此可见,糖尿病的治疗需要定期复查,必要时调整降糖方案。

Q73 使用利拉鲁肽等GLP-1受体激动剂后为什么食欲会明显下降?

答： 由于利拉鲁肽等GLP-1受体激动剂的作用之一是抑制食欲,能够帮助患者减少摄入量从而控制体重,所以在起始治疗患者时可能会出现胃肠道不适,有的患者会有恶心呕吐、食欲下降,有的患者会有腹泻的症状。这些症状通常会在一段时间后(1 ~ 2周)减弱或消失。

Q74 罗格列酮等胰岛素增敏剂据说对心脏不好,为什么医生还给患者使用?

答： 胰岛素增敏剂类药物均为口服制剂,主要品种有罗格列酮和吡格列酮。在临床诊疗中,噻唑烷二酮类药物用于饮食控制联合其他降糖药治疗效果不佳的患者,可与磺脲类、格列奈类、双胍类、α-糖苷酶抑制剂类降糖药物及各种胰岛素合用,从而改善胰岛素抵抗,与胰岛素联合应用时,可以减少胰岛素的用量。

胰岛素增敏剂的主要不良反应为水肿(以下肢水肿常见)、头痛、头晕、恶心、皮疹、低血糖反应等。严重不良反应表现为心肌梗死、心力衰竭、严重肝功能异常、低血糖昏迷等,国外有报道吡格列酮能小幅增加膀胱癌的发生风险。关于罗格列酮及其复方制剂,中国国家药品不良反应监测中心于2010年9月29日召开了罗格列酮安全性专家咨询会,认为其总体效益仍大于风险,支持对罗格列酮采取严格的风险管理措施,建议通过限制适应证、适用人群、增加警示信息等方式严格规范罗格列酮的临床使用。

有心力衰竭病史的患者或心力衰竭的高危人群、有心脏病病史尤其是缺血性心脏病的患者、患有骨质疏松症或发生过非外伤性骨折病的患者及存在严重血脂紊乱的患者,应停止使用罗格列酮及其复方制剂,并考虑在控制血糖的情况下调整用药方案;对于新的或65岁以上的糖尿病患者,医生应首先考虑罗格列酮以外的降糖药物,对于其他降糖药不能达到血糖控制目标且没有上述危险因素的患者,才可考虑使用罗格列酮及其复方制剂。

总体来说,在我国,罗格列酮和吡格列酮目前仍是有效的胰岛素增敏药物,但其存在一定的安全隐患,必须经过医生的评估,才可用于2型糖尿病患者。患者使用后如有任何不适,都应该及时向经治医生提出,请医生把关,决定是否继续用药。

Q75 身体不适不想吃饭,降糖药物可正常使用吗?

答： 糖尿病患者不进食时,应当及时到医院就诊,而不应继续口服降糖药或擅自停用降糖药。一方面,糖尿病患者没有摄入热量,仍口服降糖药,极易发生低血糖,严重的低血糖可以危及患者的生命;另一方面,因食欲差,一段时间停用降糖药物,血糖控制差,又有诱发糖尿病急性并发症的发生风险,持续不适时应及时就诊。

Q76 使用口服降糖药物不易出现低血糖,胰岛素较易出现低血糖,对吗?

答: 在口服降糖药物中,胰岛素促泌剂均可引起低血糖,其中磺脲类降糖药物,如格列本脲、格列齐特等尤为常见,格列奈类降糖药物中的瑞格列奈、那格列奈也会引起低血糖,但因其药理作用时间短,相对较少见。二甲双胍、α-糖苷酶抑制剂(阿卡波糖、伏格列波糖等)、噻唑烷二酮类(罗格列酮、吡格列酮等)降糖药物等由于不直接刺激胰岛素分泌,单独使用时一般不会导致低血糖。胰岛素最常见的副作用为低血糖。发生的原因可能为胰岛素使用不当、剂量不合适、胰岛素注射方式不正确、注射后不调整饮食及运动等。

因此,不论是口服降糖药物还是胰岛素,都需要警惕低血糖的发生。

Q77 使用降糖药物为什么要查糖化血红蛋白?

答: 糖化血红蛋白在临床上作为评估长期血糖控制状况的重要标准,反映糖尿病患者近期2～3个月血糖总体控制情况的指标,与扎手指监测毛细血管血糖相互补充,是临床决定是否需要调整降糖治疗方案的重要依据。在初始治疗时,以及调整降糖药物的品种或剂量后,建议每3个月检测1次,达到治疗目标后可每6个月检查一次。

Q78 用中药降糖是否更安全且没有不良反应?

答: 近十余年来中医、中药在糖尿病的研究方面逐渐规范化、系统化,在糖尿病前期、糖尿病期及糖尿病并发症等方面开展了系列的研究,获得了一些临床证据,为2型糖尿病的防治提供更多的选择。但中药的长期治疗是否可减少糖尿病慢性并发症发生的风险以及中药长期应用的安全性等相关问题有待于进一步研究和评估。目前并没有足够证据证明中药治疗糖尿病安全且没有不良反应,而一些中药使用不当导致肝肾功能损伤在临床也并不罕见。就降低血糖而言,西药效果更为明显,用中药来降低血糖并非上策。另外,需要在正规医疗机构就诊接受中药治疗,避免迷信成分不明的"中药"、"偏方"或"保健品"等,以免造成经济损失甚至贻误疾病治疗。

Q79 糖尿病患者在接受药物治疗后,平时如何自我监测血糖?

答: (1)初发糖尿病患者或者血糖不稳定的患者一般需要连续测1~3天的"七个点"血糖,即三餐前、三餐后2小时、睡觉前的血糖,画出血糖变化曲线,为制订降糖方案提供依据。如果出现不可解释的空腹高血糖或夜间低血糖,则需凌晨2:00~3:00再加测1次。

(2)血糖稳定的患者,若仅使用口服降糖药,可每周监测2~4次空腹或餐后2小时血糖;使用胰岛素者需根据胰岛素治疗方案进行血糖监测,对于频发低血糖者、老年患者、1型糖尿病患者等特殊人群需在医生指导下制订个体化监测方案。

(3)血糖未达标时,常采用两种办法:三餐前加睡前或早餐前加三餐后2小时血糖。还可以根据血糖的波动定点每日监测,一天监测2～3次血糖。

（4）随机监测血糖：尤其在外出赴宴、运动前后、开车前、情绪波动、自我感觉不适等情况时可随时监测。

（5）监测时不能停用降糖药，因为监测的目的是检查药物对糖尿病的控制情况。

（6）血糖监测不能随便找时间。监测的目的是查看用药、饮食、运动等因素对血糖的影响。

（7）血糖自我监测需要用血糖仪测手指末梢的血。手指不同部位采血对血糖的结果是有影响的。那么应该扎手指的哪个部位？提倡扎五指手指肚的两侧，特别提倡扎中指、无名指及小指。

在家中可以针对自己的情况从中选择适合的方法，可购买信誉好的厂家生产的血糖仪，用温水洗手或消毒后必须等待水分完全干后测试，具体操作要详细阅读产品说明书。平时要做好血糖监测日记，内容主要包括血糖测定时间、血糖值、进餐时间及进餐量、运动时间及运动量、用药量及时间和一些特殊事件的记录。写血糖日记可以更好地掌控自身的血糖变化，对生活规律、活动、运动、饮食、诊断、合理用药等都具有重要的指导意义，并可以帮助患者随时发现问题，及时到医院就医。

Q80　糖尿病患者接受药物治疗后，如何确定复查时间？

答：（1）刚开始治疗时，至少1个月复诊1次，沟通药物治疗情况、症状改善情况及家庭保健康复知识。

（2）当血糖稳定后，应尽量保证每3个月检查1次，当糖尿病患者的血糖稳定后，可适当延长复诊的间隔时间，但也应尽量保证3～6个月与专科医生进行沟通，定期使医生和患者自身对自己的身体情况做到清楚和了解。糖化血红蛋白是血红蛋白与糖类的结合产物,它与血糖的高低有着密不可分的关系。糖化血红蛋白是反映抽血前2～3个月的血糖控制好坏的指标。

(3)当糖尿病患者的生活方式有很大改变、血糖不能得到很好的控制或出现其他新症状时常提示可能伴发并发症,需要尽快咨询医生。

(4)常规检查,每半年至1年检查1次生化全套指标,生化全套指标包括肝肾功能、血脂、尿酸等。肝脏与糖、脂肪和蛋白质代谢关系密切,糖尿病患者服用的药物需要由肝脏代谢,而且有些糖尿病患者合并有脂肪肝,因此要定期检测肝功能的指标。糖尿病患者较一般人群易发生动脉粥样硬化,这不仅与血糖的控制程度、高血压等因素有关,还与脂质代谢异常密切相关,脂质代谢异常可使糖尿病患者心血管疾病的发生率大大增加。

(5)不可忽略的重要检查:每年检查1次眼底、每年检查1次尿微量白蛋白,糖尿病视网膜病变是引起失明的一个重要原因,是糖尿病眼部最严重的并发症。血糖控制不好,糖尿病视网膜病变可逐渐恶化,视力在不知不觉中下降,因此要定期检查眼底。一旦发生眼底出血,病情逆转将很困难。尿微量白蛋白检查是要监测糖尿病对肾脏的损害程度,是早期发现糖尿病肾病的重要指标。如果尿微量白蛋白升高,则需遵肾内科专科医生的意见定期复诊。

此外,糖尿病患者每年还须进行1次心、脑血管及肢体动脉的相关检查,如心电图、脑血流图、血管超声等。

Q81 糖尿病患者如不积极采取药物或其他治疗,可能出现哪些并发症?

答: 根据糖尿病并发症发病急缓及病理上的差异,可将其分为急性和慢性两大类。

（1）糖尿病急性并发症：包括糖尿病酮症酸中毒、高血糖高渗状态、乳酸性酸中毒等，其发病原因主要是由于胰岛素活性重度缺乏及升糖激素不适当升高，导致血糖过高，从而引起糖、脂肪和蛋白质代谢紊乱，以致机体水、电解质和酸碱平衡失调。

（2）糖尿病慢性并发症：慢性并发症是糖尿病致残、致死的主要原因。其主要包括：①大血管并发症，如心脑血管和下肢血管的病变等。②微血管并发症，如肾脏病变和眼底病变。③神经病变，包括负责感官的感觉神经、支配身体活动的运动神经，以及管理内脏、血管和内分泌功能的自主神经的病变等。

Q82 糖尿病是血糖升高引起的疾病，使用药物把血糖降得低点总比高点好，是吗？

答： 糖尿病是血糖升高引起的疾病，治疗目标是使血糖降低，但并非血糖降得低点就比高点好，每个人血糖控制目标应个体化，应根据患者的年龄、病程、预期寿命、并发症或合并症病情严重程度等进行综合考虑。新诊断、年轻、无并发症或合并症的糖尿病患者，建议及早采用严格的血糖控制，以降低糖尿病并发症的发生风险。有严重低血糖史、预期寿命较短、有显著的微血管或大血管并发症或有严重合并症、糖尿病病程很长的患者，血糖控制的目标相对宽松一些，无须严格地控制血糖，因为那样会增加低血糖的风险，并且严重低血糖可能与患者死亡风险升高有关，因而糖尿病患者需要制订个体化的血糖控制目标。

Q83 听说有些药物会影响血糖，哪些药物会引起血糖升高？

答： （1）糖皮质激素类药物：如可的松、氢化可的松、泼尼松、泼尼松龙、地塞米松等，此类药物引起的血糖升高具有剂量和时间依赖性,即用量越大,时间越长,药源性高血糖发生率越高,全身用药更易引起高血糖。

（2）精神药物：一些抗精神病药（如奥氮平,但阿立哌唑和氨磺必利除外）、抗抑郁药（如丙咪嗪）、抗躁狂药物（如碳酸锂）,可能诱发或加重糖尿病,若必须使用,注意监测血糖。

（3）平喘药物：如特布他林、茶碱、二羟丙茶碱、沙丁胺醇等均可诱发高血糖。

（4）烟酸：临床用于调节血脂异常,对于血糖原本正常者来说不易引起血糖升高,但对于有糖尿病或糖耐量异常的患者来说,就容易引起血糖升高,呈剂量相关性。

（5）其他药物：用于器官移植排斥反应防治的免疫抑制药他克莫司、环孢素,利尿药氢氯噻嗪,抗结核药异烟肼、利福平等,其他如苯妥英钠、普萘洛尔、α干扰素、左旋多巴、左甲状腺素钠、二氮嗪、恩卡胺、乙酰唑胺、吗啡、吲哚美辛、胺碘酮、加替沙星、奥曲肽等均可引发高血糖,严重者可诱发糖尿病高血糖高渗状态。

可致高血糖的药物一般表现在药物使用期间,停药后血糖可恢复正常,重新用药又会再次升高。因此,患者在使用上述药物之前应对血糖、血脂、血压、体重等进行监测,长期用药者还要注意血糖等相关指标的定期监测。对于糖尿病或糖耐量异常的患者,使用上述药物更易引起血糖升高,应尽可能避免使用。

Q84 患者有轻度胃病病史,是不是不能使用二甲双胍?

答： 可以使用。二甲双胍常见不良反应包括腹泻、恶心、呕吐、胃胀、乏力、消化不良、腹部不适及头痛。这些不良反应的发生往往见于药物治疗的早期,大多数患者可以耐受。随着治疗时间的延长,上述不良反应可基本消失。

有轻度胃病病史的糖尿病患者可从小剂量开始,逐渐增加至适宜的治疗剂量,这是减少治疗初期不良反应发生的有效方法。如果增加二甲双胍剂量后患者发生严重胃肠道反应,可以降至之前较低的剂量,耐受后可再尝试增大剂量。另外,不在空腹或饭前服用,在进餐过程中服用。这样,药物的吸收并不会受到影响,但不良反应会显著减少。刚刚开始服用二甲双胍的患者可以在第一周的晚餐时服用一次药物,可以考虑使用特殊剂型,如肠溶片、缓释片。这些剂型比起普通剂型来说,引起的胃肠道不良反应更少。采用上述方法,一般可以减缓二甲双胍的胃肠道反应。但是,如果肠胃不良反应不见缓解甚至有所加重,就需要患者停药并及时就医,评估后决定下一步的治疗方案。

Q85 血糖控制不佳,可以自行加大药物的剂量吗?

答: 关心健康、积极治疗的患者在某些阶段都会遇到这样的问题,严格监测血糖后发现,无论如何努力,也很难将血糖控制在理想水平。于是,有的患者就会千方百计地调整药物。然而盲目地加大药物剂量带来的后果是血糖大幅度波动,低血糖发生率增加,生活质量下降。

与药物相关的原因包括:①药物剂量不足,此时需要加大药物剂量。②药物品种选择不适宜,此时需要调整治疗方案。③药物剂量过大,引起低血糖后反跳为高血糖,引起血糖波动,此时需要减少药物剂量。

影响血糖的不仅是药物,还有很多其他原因,主要包括:①饮食与运动,饮酒可使血糖暂时降低,而后明显上升。进食碳水化合物量大和血糖指数高的食物,如面包、土豆、粉皮、粉条、稀粥时,血糖上升快。运动量小而剧烈的竞技性运动可使血糖短时间升高和波动。②天气,天气冷热变化都会对治疗造成影响,如阴天、雨雪、沙尘暴、寒冷、暴热等天气均可影响血糖。③情绪,如情绪抑郁、烦躁、紧张、愤怒、惊恐、惆怅等均可影响血糖。④睡眠,失眠、早醒会使血糖增高。⑤妊娠,在妊娠期间,特别是在妊娠中、晚期,由于体内升高血糖的激素如泌乳素、雌激素、孕激素、肾上腺皮质激素增加及母体对胰岛素的需要量增加,导致血糖难以控制。⑥其他疾病,发热、感染和心脑血管等疾病及外伤、手术时,血糖难以控制。

总之,导致血糖控制不佳的原因很多,但如果仔细查找就不难发现。找到了影响血糖的原因,也就能找到控制血糖的方法。针对具体原因采取措施,去除不良影响,可以帮助控制好血糖。

Q86 门冬胰岛素注射液和门冬胰岛素30注射液是同一种药吗?

答: 不是同一种药。门冬胰岛素注射液是一种超短效胰岛素类似物,只含可溶性门冬胰岛素1种成分,皮下注射后,将在10～20分钟起效,最大作用时间为注射后1～3小时,作用持续时间为3～5小时。而门冬胰岛素30注射液是由超短效胰岛素类似物可溶性门冬胰岛素和中效胰岛素2种成分组成的双时相混悬液,其中含30%超短效胰岛素和70%中效胰岛素,皮下注射后,将在10～20分钟起效,作用最强时间为注射后1～4小时,作用持续时间可达24小时。

Q87　胰岛素笔芯中液体为什么有的是透明的,有的是浑浊的?

答：　胰岛素有不同类型,其中普通胰岛素、超短效胰岛素类似物如门冬胰岛素和赖脯胰岛素、长效胰岛素如甘精胰岛素和地特胰岛素均可溶,因此这些胰岛素笔芯中液体是透明的。除了这些胰岛素外,其他的胰岛素,如低精蛋白锌胰岛素、预混胰岛素如门冬胰岛素30注射液和精蛋白锌重组赖脯胰岛素混合注射液（50R）等都是混悬液,因此这些胰岛素笔芯中液体是浑浊的,用前需先混匀,绝对不可静脉注射,也不要剧烈振荡混匀。

Q88　胰岛素的注射部位有哪些?　有何区别?

答：　胰岛素的注射部位包括上臂、腹部、臀部和大腿。不同注射部位胰岛素吸收速度不同,降糖效果也不同。因此,为了更好地预知每次胰岛素注射效果,就必须保持在每日的同一时间于同一部位,但与上一注射点之间需要间隔2厘米左右,如腹部,按某一方向轮换注射,请不要混淆注射部位与时间,如医生推荐您每日早晨的胰岛素注射部位在腹部,那就不应该注射在腿部或其他部位,应该一直选择在早晨进行腹部注射。同时,腹部注射胰岛素吸收受运动影响最小而更容易预测,因此是首选部位。常用胰岛素注射部位见图1。.

Q89　胰岛素注射部位如何轮换?

答：　注射部位的轮换包括不同注射部位间的轮换和同一注射部位内的轮换,注射部位见图1。不同注射部位的轮换是指在上臂、腹部、臀部、大腿间的轮换注射,有两种方法:一种是按照左边一次,右边一次的方法;另一种是按照左边一周,右边一周的方法。而同一注射部位内的区域轮换则要求从上次的注射点移开一个手指的宽度(大约2厘米)进行下一次注射,应避免在一个月内重复使用同一注射点。

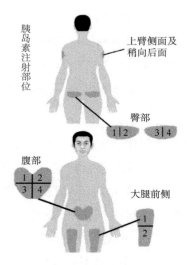

图1 常用胰岛素注射部位

Q90 胰岛素类似物与人胰岛素相比,有哪些优点?

答: 胰岛素类似物与人胰岛素药物结构存在不同,从而在起效时间、药效持续时间上有差异。胰岛素类似物可分为超短效胰岛素类似物(如门冬胰岛素注射液)和长效(如甘精胰岛素注射液),人胰岛素可分为短效胰岛素(如生物合成人胰岛素注射液)和中效胰岛素(如精蛋白生物合成人胰岛素注射液)。正常来说,进食10分钟后食物开始被消化吸收,血糖开始升高。餐前使用超短效胰岛素类似物可模拟生理性的餐后胰岛素分泌,有效降低餐后血糖,起效迅速,皮下注射10～20分钟即可发挥作用,可在注射后立刻进餐;而短效人胰岛素虽可用于降低餐后血糖,但在皮下注射约30分钟后才发挥降糖作用,如果注射后立即进餐,血糖水平又将在胰岛素起效前升得过高,建议注射后等待30分钟再进餐,这样有些不方便,而且短效人胰岛素注射后若不能按时进餐,还容易发生低血糖;同时胰岛素类似物作用持续时间较人胰岛素短,低血糖发生风险低于人胰岛素。而长效胰岛素类似物与中效人胰岛素,均可提供基础胰岛素,降低空腹血糖,作用时间长、药效平稳,与中效人胰岛素相比,长效胰岛素类似物作用时间更长,如甘精胰岛素作用持续时间达24小时,药效也更为平稳,几乎没有药效高峰,低血糖风险相对更低。因此,不少医生和患者倾向于选择胰岛素类似物。

Q91　胰岛素每日多次注射,非常不方便,能否减少注射次数?

答: 每一种胰岛素注射后可以维持的时间是不同的,根据胰岛素的作用时间可分为超短效胰岛素、短效胰岛素、中效胰岛素、长效胰岛素。超短效胰岛素和短效胰岛素作用时间短,需要每日多次注射,而对于中效和长效胰岛素可以维持的时间较长,每日注射1～2次即可。但使用哪一种胰岛素必须根据患者的病情和血糖水平进行调整,绝大多数1型糖尿病患者需要使用每日多次胰岛素皮下注射的治疗方案;2型糖尿病患者在生活方式和口服降糖药联合治疗的基础上,如果血糖仍然未达到控制目标,就可以考虑继续口服降糖药治疗的同时联合中效人胰岛素或长效胰岛素类似物睡前注射,每日1针;也可以联合使用预混胰岛素作为胰岛素的起始治疗,根据患者的血糖水平,选择每日1～2次的注射方案。因此,一旦胰岛素治疗方案确定后,每日注射胰岛素的次数就是固定的,患者不可随意减少。

Q92　胰岛素品种多,它们降糖效果有什么差别?

答:　现在市场上确实有品种繁多的胰岛素,不同品种的胰岛素之间的主要区别在于用药后的起效时间、作用的维持时间不同,特定的患者在特定的病理和生理情况下的降糖效果几乎没有差别。但是,即便如此也不建议患者自行更换胰岛素种类,胰岛素不同的起效时间和作用维持时间对于控制不同时间点的血糖至关重要。例如,短效胰岛素(如普通胰岛素)、超短效胰岛素(如门冬胰岛素)主要用于控制餐后高血糖,中效胰岛素(如低精蛋白锌胰岛素)、长效及超长效胰岛素(如精蛋白锌胰岛素、甘精胰岛素)用于提供每日基础胰岛素需要量,预混胰岛素兼有短效和长效胰岛素的作用,每一种胰岛素均有自身的特点,有些胰岛素可以联合使用,使用不当可能造成低血糖昏迷等严重后果,应在专业医生的指导下制订胰岛素治疗方案。

Q93　胰岛素取药时药师建议冷藏储存,冷冻室储存会不会更好,有效期更长?

答:　胰岛素是一种蛋白质类激素,温度过高或者过低都会使蛋白质的性质发生改变,当改变性质的胰岛素注射到人体内时,其不仅起不了降血糖的作用,还有可能发生排异反应甚至可能发生严重的过敏反应。因此,胰岛素不能暴露在阳光下,也不能冷冻,冷冻后的胰岛素不应继续使用,应丢弃。未开封的胰岛素可储存在 2 ～ 8℃的环境下(冰箱冷藏),开封后的胰岛素在室温下(25℃)可保存一个月左右。

Q94　胰岛素使用后会"上瘾"吗？

答：正常人的血糖之所以能够维持在正常范围，是因为当人体内的血糖浓度升高时，就会刺激人体释放胰岛素，使血糖降到正常范围；而糖尿病患者因为体内缺乏胰岛素，所以需要通过外源性注射来补充胰岛素达到控制血糖的目的。所以，胰岛素其实就是人体自身分泌的一种生理性的激素，不会"上瘾"。

Q95　胰岛素一旦使用，用量就会越来越大，不能逆转吗？

答：胰岛素是由人体内的胰岛 β 细胞分泌的，当胰岛细胞严重受损时，就难以恢复，但如果及时应用胰岛素使自身的胰岛细胞得到充分休息，使血糖控制到正常或接近正常范围并维持一段时间后，胰岛素就有可能减量。因此，胰岛素的用量取决于患者血糖的高低、有无并发症和伴发疾病及对口服药物的敏感性。患者需要定期进行血糖监测，根据患者病情的变化，可能停用或加用胰岛素。

Q96　胰岛素注射笔的针头为什么不建议重复使用？

答：许多注射胰岛素的患者，出于经济上的考虑，往往一个针头用一周甚至更长时间才更换，这种做法不可取。因为针头多次使用会造成针尖变钝、产生肉眼不易察觉的缺口和倒钩，不仅会使患者注射时痛感增加，而且容易产生皮肤硬结从而影响胰岛素吸收，并增加感染和断针的概率。因此，建议糖尿病患者在胰岛素注射过程中每次都使用新的针头。

Q97 胰岛素注射时非常害怕,能否只用口服降糖药治疗?

答: 1型糖尿病患者体内的胰岛素绝对缺乏,因此必需依赖胰岛素维持生命,也必须使用胰岛素治疗才能控制高血糖;2型糖尿病患者体内的胰岛素分泌减少或者身体组织对胰岛素不敏感,可以考虑使用口服降糖药物来增加体内胰岛素的分泌或者加强胰岛素在体内的作用以降低血糖,但如果口服降糖药物后血糖仍然未达到控制目标或者出现口服降糖药物使用的禁忌时,仍然需要使用胰岛素控制高血糖,以减少糖尿病急、慢性并发症发生的危险。因此,是采用胰岛素注射治疗还是使用口服降糖药物治疗需要根据患者的病情来决定。

Q98 在妊娠期间胰岛素注射部位该如何选择? 腹部注射会不会伤到胎儿?

答: 人体适合胰岛素注射的部位是腹部、大腿外侧、上臂外侧和臀部外上侧。但是对于妊娠患者,医护人员可以利用超声波检查,对患者腹部皮下脂肪进行评估。妊娠期妇女应使用4毫米的针头,妊娠前12周不需要改变胰岛素注射部位,妊娠12～28周可在腹部外侧远离胎儿的皮肤注射,妊娠28周以后可在侧腹部进行捏皮注射,规范注射不会伤到胎儿。其他部位如大腿外侧、上臂外侧和臀部外上侧均可以注射。

Q99 用了胰岛素就可以不用控制饮食了吗?

答: 饮食控制是治疗糖尿病的基本措施。严格的饮食控制和运动应贯穿于糖尿病治疗的始终。药物只有与饮食相结合,才能更好地控制病情。只顾用药,不管饮食,就可能使患者代谢失衡,胰岛素抵抗现象加重,继而出现各种合并症,加重病情,最终导致治疗失败。

所以,应用胰岛素治疗的患者,同样需要饮食控制,"用了胰岛素就不用控制饮食"的认识是错误的。1型糖尿病和营养不良的患者在合适的总热量、食物成分、规则的餐次安排等措施基础上,配合胰岛素治疗有利于控制高血糖和防治低血糖,酌情增加饮食可改善患者的营养状况;2型糖尿病患者,尤其肥胖或超重患者,酌情减少饮食,可控制体重,增加胰岛素敏感性。

Q100　患有1型糖尿病是否只能用胰岛素治疗?

答:1型糖尿病通常发生在儿童和青少年,但成年人(30～40岁)也可发病。1型糖尿病患者胰岛素绝对分泌不足,造成血糖的持续升高,从而出现危及生命的并发症。1型糖尿病患者必须采用胰岛素进行治疗,只有注射胰岛素才能控制高血糖,稳定病情。不仅如此,1型糖尿病患者采取一日多次胰岛素注射或者胰岛素泵治疗更为合适。当然,在胰岛素治疗的同时,配合部分的口服降糖药物如二甲双胍、阿卡波糖等,可更好地控制血糖,但胰岛素促泌剂不适合用于1型糖尿病患者。

朱冬春　夏　莉　朱鹏里　李　琪　赖　珺
唐智佳　李瑞麟　张　文　陈逸青

参 考 文 献

葛均波, 徐永健, 梅长林, 等. 内科学[M]. 8版. 北京: 人民卫生出版社, 2013.

杨宝峰, 苏定冯. 药理学[M]. 8版. 北京: 人民卫生出版社, 2013.

高颖, 杨光燃, 周迎生, 等. 心血管疾病合并糖尿病口服降糖药物应用专家共识[J]. 中华内科杂志, 2014, (10): 833-838.

孙子林, 鞠昌萍, 叶秀利. 2011中国糖尿病患者胰岛素使用教育管理规范解读[J]. 中国医学前沿杂志(电子版), 2012, 4(3): 54-57.

郑成竹, 常绪生. 上海市2型糖尿病外科手术管理规范(2014试用版)[J]. 中国实用外科杂志, 2014, (11): 1051-1052.

中国医生协会内分泌代谢科医生分会. 2型糖尿病合并慢性肾脏病口服降糖药用药原则中国专家共识(2015年更新版)[J]. 中华内分泌代谢杂志, 2016, (6): 455-459.

中华糖尿病杂志指南与共识编写委员会. 中国糖尿病药物注射技术指南(2016年版)[J]. 中华糖尿病杂志, 2017, (2): 79-105.

中华医学会儿科学分会内分泌遗传代谢学组. 儿童青少年2

型糖尿病诊治中国专家共识[J].中华儿科杂志,2017,(6):404-410.

中华医学会内分泌学分会.预混胰岛素临床应用专家共识(2016年版)[J].药品评价,2016,(9):5-11.

中华医学会内分泌学分会.中国2型糖尿病合并肥胖综合管理专家共识[J].中华内分泌代谢杂志,2016,32(8):623-627.

中华医学会糖尿病学分会,中国医生协会营养医生专业委员会.中国糖尿病医学营养治疗指南(2013)[J].中华糖尿病杂志,2015,7(2):73-88.

中华医学会糖尿病学分会.中国2型糖尿病防治指南(2017年版)[J].中华糖尿病杂志,2018,10(1):4-67.

中华医学会糖尿病学分会.中国血糖监测临床应用指南(2015年版)[J].中华糖尿病杂志,2015,7(10):603-613.

中华医学会糖尿病学分会.中国2型糖尿病防治指南(2013年版)[J].中华糖尿病杂志,2014,22(7):2-42.

中华中医药学会糖尿病分会.糖尿病周围神经病变中医临床诊疗指南(2016年版)[J].中医杂志,2017,(7):625-630.